Cocina sana

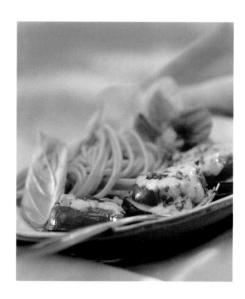

BLUME

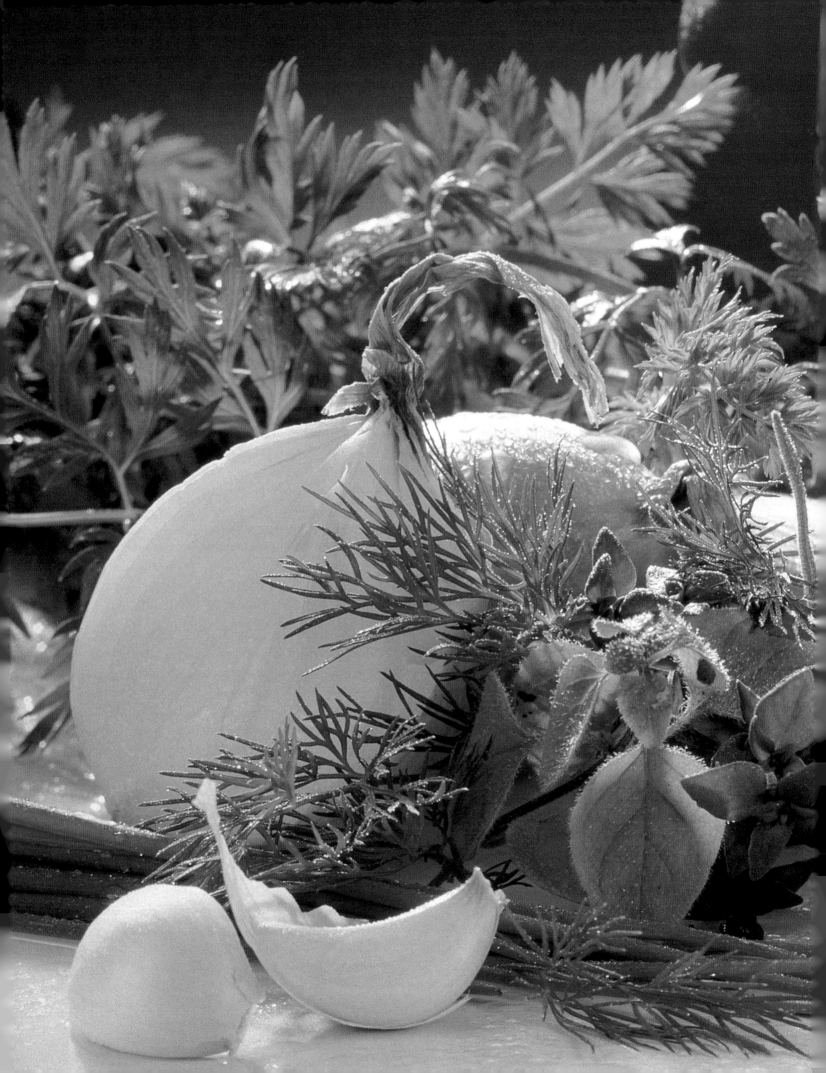

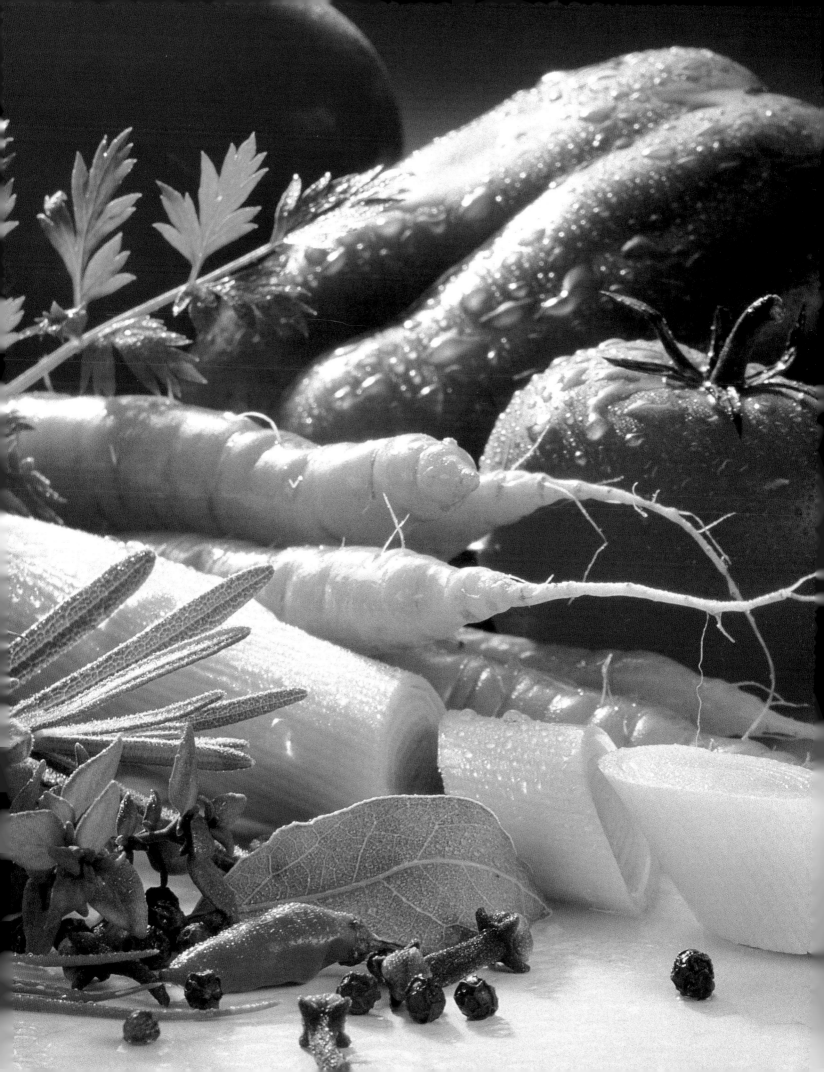

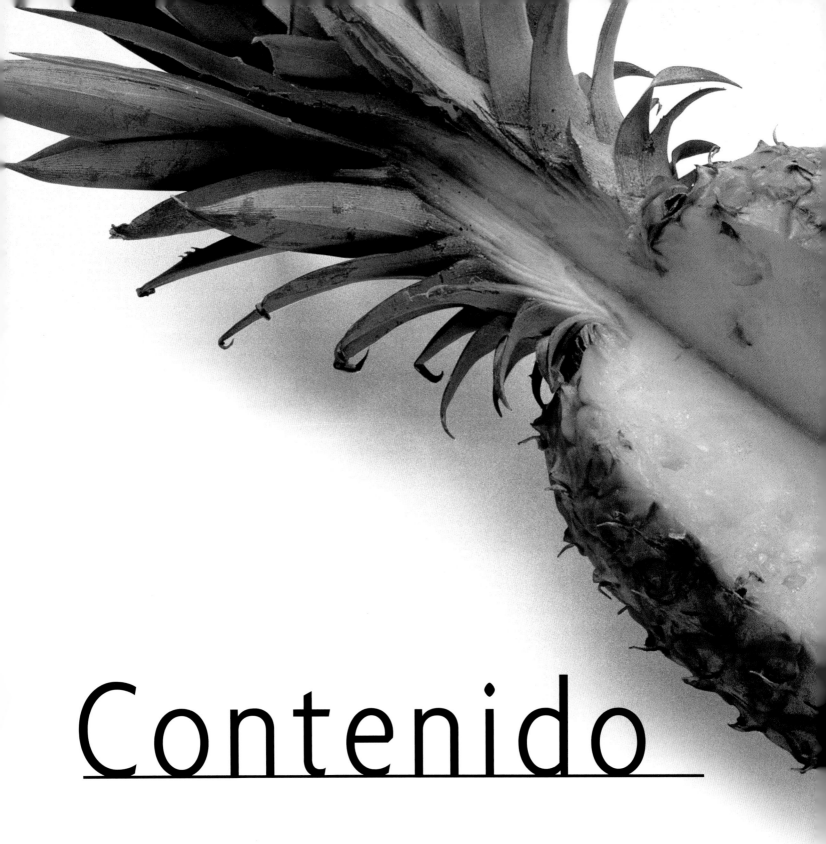

Contenido

Cocina baja en grasa
Los ingredientes típicos

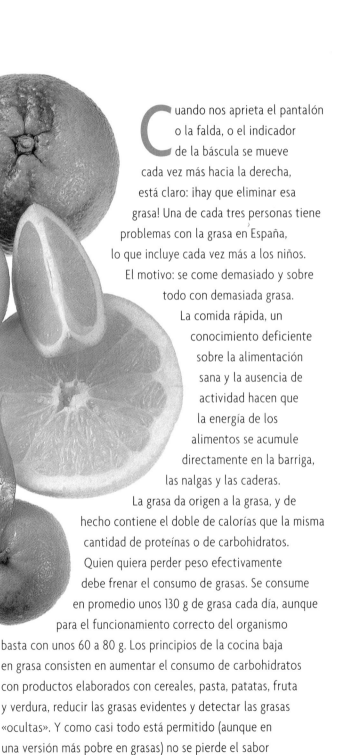

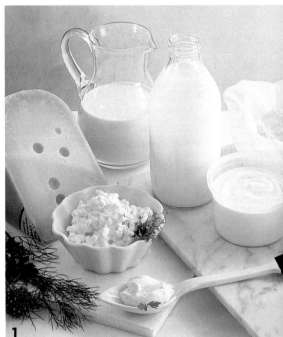

Cuando nos aprieta el pantalón o la falda, o el indicador de la báscula se mueve cada vez más hacia la derecha, está claro: ¡hay que eliminar esa grasa! Una de cada tres personas tiene problemas con la grasa en España, lo que incluye cada vez más a los niños. El motivo: se come demasiado y sobre todo con demasiada grasa. La comida rápida, un conocimiento deficiente sobre la alimentación sana y la ausencia de actividad hacen que la energía de los alimentos se acumule directamente en la barriga, las nalgas y las caderas.

La grasa da origen a la grasa, y de hecho contiene el doble de calorías que la misma cantidad de proteínas o de carbohidratos. Quien quiera perder peso efectivamente debe frenar el consumo de grasas. Se consume en promedio unos 130 g de grasa cada día, aunque para el funcionamiento correcto del organismo basta con unos 60 a 80 g. Los principios de la cocina baja en grasa consisten en aumentar el consumo de carbohidratos con productos elaborados con cereales, pasta, patatas, fruta y verdura, reducir las grasas evidentes y detectar las grasas «ocultas». Y como casi todo está permitido (aunque en una versión más pobre en grasas) no se pierde el sabor de las comidas.

FRUTA: La fruta fresca (izquierda) está prácticamente libre de grasas. Además proporciona un conjunto especialmente adecuado de vitaminas, fructosa fácil de digerir y mucha agua.

1 PRODUCTOS LÁCTEOS Y QUESO:
La leche cuajada, el yogur, el requesón y el queso son fuentes extraordinarias de calcio. Elija las versiones desnatadas o bajas en grasas, emplee leche en lugar de crema con el café y vigile las etiquetas de los quesos. Como regla empírica recuerde que cuanto más cremoso es un queso, más grasa contiene.

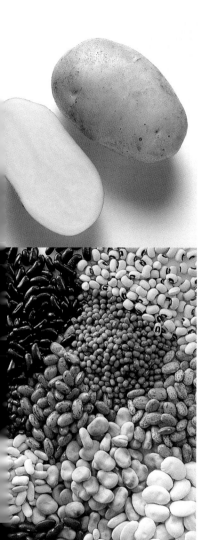

2 PATATAS: Esta sana fuente de carbohidratos es una auténtica transformista y siempre tiene éxito: sea en forma de sopa, que se vuelve cremosa al convertirla en puré sin tener que añadir una sola gota de nata, o directamente del horno con una salsa ligera.

3 HORTALIZAS Y LEGUMBRES:
Las hortalizas, verduras y tubérculos rebosan minerales, elementos traza, vitaminas y otras moléculas vitalizantes. Los productos derivados de la soja y otras legumbres son fuentes extraordinarias de proteínas. Las hortalizas y legumbres apenas contienen grasa, pero son muy ricas en fibra, con lo que dan sensación de saciedad y mantienen el intestino en forma.

4 PESCADO: Casi todos los pescados blancos, como la merluza, el rape y el bacalao. Más ricos en grasa son el salmón, el arenque y las anguilas. Como el pescado de agua salada es rico en yodo y en los indispensables ácidos grasos insaturados, no se debe poner límites al consumo de pescado.

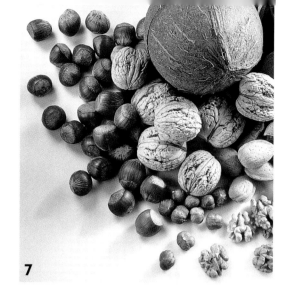

7

5 HIERBAS: Prácticamente libres de grasas y calorías. Aportan frescor y sabor. Si las emplea se ahorrará la sal y la grasa como potenciadores de sabor.

6 ACEITES VEGETALES: Si se debe emplear grasa, que sea la correcta. La grasa es indispensable como vehículo para las vitaminas liposolubles A, D, E y K. Los aceites vegetales aportan los ácidos grasos esenciales de la misma manera que las grasas animales. Los aceites prensados en frío a partir de aceitunas y semillas de girasol son especialmente recomendables.

7 FRUTOS SECOS Y SEMILLAS: Tienen un alto contenido en vitamina E, aunque debido a su elevado contenido en grasa deben consumirse en pequeñas cantidades.

CEREALES Y PRODUCTOS INTEGRALES: Arroz, maíz, trigo y otros son fuente de proteínas vegetales de alta calidad. Quien consume muchos productos integrales también se beneficia de su contenido de vitaminas y elementos traza.

CARNE Y EMBUTIDOS: Anteponga el consumo de carne pobre en grasa como pollo, pavo, cordero o vacuno, y siempre las piezas más magras como solomillo o lomo. Elimine generosamente la grasa visible, incluso el borde graso del jamón.

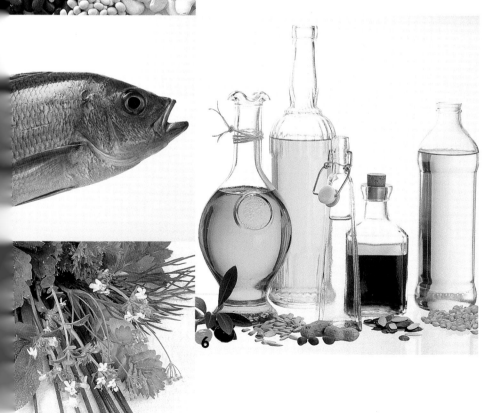

6

Así se ahorra grasa
Los mejores trucos y consejos

El ahorro de grasa comienza a la hora de la compra, puesto que únicamente quien conoce el contenido de grasa de los productos puede prepararse y alimentarse de manera sana y «magra». Con el conocimiento de los alimentos pobres en grasa y la variedad disponible no es suficiente. En la cocina se esconden numerosas trampas de grasa que deben evitarse. Con las herramientas correctas el ahorro de grasa se convierte en un juego de niños: en el futuro tendrá que emplear con más frecuencia los cestillos para cocer al vapor, las sartenes teflonadas o parrillas, el wok, las cazuelas de barro *römertopf*, el papel de aluminio y el sulfurizado, ya que con estos utensilios y sus correspondientes métodos de cocina logrará los mejores resultados con una mínima cantidad de grasa. Acostúmbrese a pesar o medir siempre incluso las cantidades más pequeñas, a no verter el aceite a ojo en la sartén, sino a medirlo con una cucharita o a rociarlo con una botella adecuada sobre la ensalada. Sustituya los alimentos muy grasos por otros con menos grasa, como la crema acidificada por crema agria. Y recuerde que muchos platos pueden desgrasarse incluso después de su preparación. Si fríe en grasa una preparación, déjela escurrir sobre papel de cocina y desgrase siempre sopas y salsas.

Métodos de cocción que ahorran grasa

1 Si cuece al vapor en una vaporera, un cestillo metálico o la olla a presión, las verduras y el pescado adquirirán un sabor especialmente agradable.

2 Cueza las verduras, la carne y el pescado en su propio jugo. Utilice para ello una cacerola *römertopf* o envuelva el producto en papel de aluminio o sulfurizado.

3 El salteado en un wok es un método rápido, requiere una cantidad mínima de grasa y mantiene el color y el aroma de los alimentos de forma óptima.

4 Ya sea sobre carbón, la parrilla eléctrica o el horno, los alimentos asados logran un sabor delicioso prácticamente sin grasa.

▶▶ En cada receta encontrará el contenido en calorías (kcal) y en grasa (g de grasa) al final de la lista de ingredientes. Los datos están referidos a cada persona.

Aquí está la grasa

Productos lácteos	Gramos de grasa por 100 g
Mascarpone	48
Crème fraîche o crema acidificada	40
Crema de leche espesa	32
Quark	11
Crema agria	10
Crema para el café (10 % grasa)	10
Crema para el café (4 % grasa)	4
Yogur entero	3,5
Leche entera	3,5
Queso fresco	3
Yogur bajo en grasa	1,5
Leche semidesnatada	1,5
Suero de leche	0,5
Quark desnatado	0,3
Leche desnatada	0,3
Yogur desnatado	0,1
Huevo de gallina	12

Queso	Gramos de grasa por 100 g
Queso azul (70 % grasa)	40
Gorgonzola (50 % grasa)	31
Emmental (45 % grasa)	30
Queso de montaña gruyè (45 % grasa)	30
Roquefort (50 % grasa)	30
Queso fresco de doble crema	28
Brie (50 % grasa)	26
Parmesano (32 % grasa)	26
Gouda (40 % grasa)	22
Queso de cabra (45 % grasa)	22
Camembert (45 % grasa)	22
Feta (45 % grasa)	19
Lindenberger light (30 % grasa)	18
Mozzarella (45 % grasa)	16
Queso magro (30 % grasa)	15
Queso para fundir (20 % grasa)	10
Queso fresco (20 % grasa)	8
Queso para cocinar (10 % grasa)	3
Queso de Maguncia	1

Pescado y marisco	Gramos de grasa por 100 g
Anguila	25
Arenque	18
Atún	16
Salmón	14
Caballa	12
Sardina	5
Gallineta	4
Trucha	3
Lenguado	2
Pez gato	2
Gambas	1
Almejas, mejillones	1
Lucio	1
Bacalao	1
Abadejo	1
Lucioperca	1
Lubina	1
Pulpo	1
Marisco	1

Carne, aves, caza	Gramos de grasa por 100 g
Riñonada de cerdo	20
Pato	17
Pecho de ternera o buey	16
Muslo de pollo (con piel)	11
Muslo de pollo (sin piel)	8
Chuleta de cordero (sin grasa)	8
Chuleta de cerdo (sin grasa)	8
Rosbif	4
Solomillo de ternera	4
Muslo de pavo (sin piel)	4
Conejo	4
Ternera para asado enrollada	3
Solomillo de cordero	3
Babilla de ternera	2
Escalope de ternera	2
Filete de cerdo	2
Escalope de cerdo	2
Pechuga de pollo (sin piel)	1
Escalope de pavo	1

Embutidos	Gramos de grasa por 100 g
Tocino veteado	65
Salchichón	37
Jamón crudo (con borde de grasa)	35
Salchicha cervelas	35
Salami	33
Mortadela	33
Paté de hígado	29
Salchichas de Viena	28
Pan de hígado	28
Salchichón de huevo	27
Salchichas de Frankfurt	24
Paté de ave	20
Jamón cocido	13
Jamón curado a la cerveza	11
Carne seca	10
Carne de vaca	7
Galantina de ave	4
Jamón ahumado (sin borde graso)	3
Pechuga de pavo	2

Pasteles, pastas, dulces	Gramos de grasa por 100 g
Cacahuetes salados	50
Patatas chips	40
Cacahuetes	36
Barquillos de chocolate	30
Chocolate con leche	30
Turrón de guirlache	28
Mazapán	25
Brazo de gitano de crema	20
Tarta Sacher	18
Tarta de frutas con crema	10
Tarta de queso	8
Bizcocho con pasas	6
Strudel de manzana	5
Tarta de frutas	4
Pastas de arroz japonesas	2
Palitos de sal	1
Ositos de goma, gominolas	0
Jalea de sémola con frambuesa	0

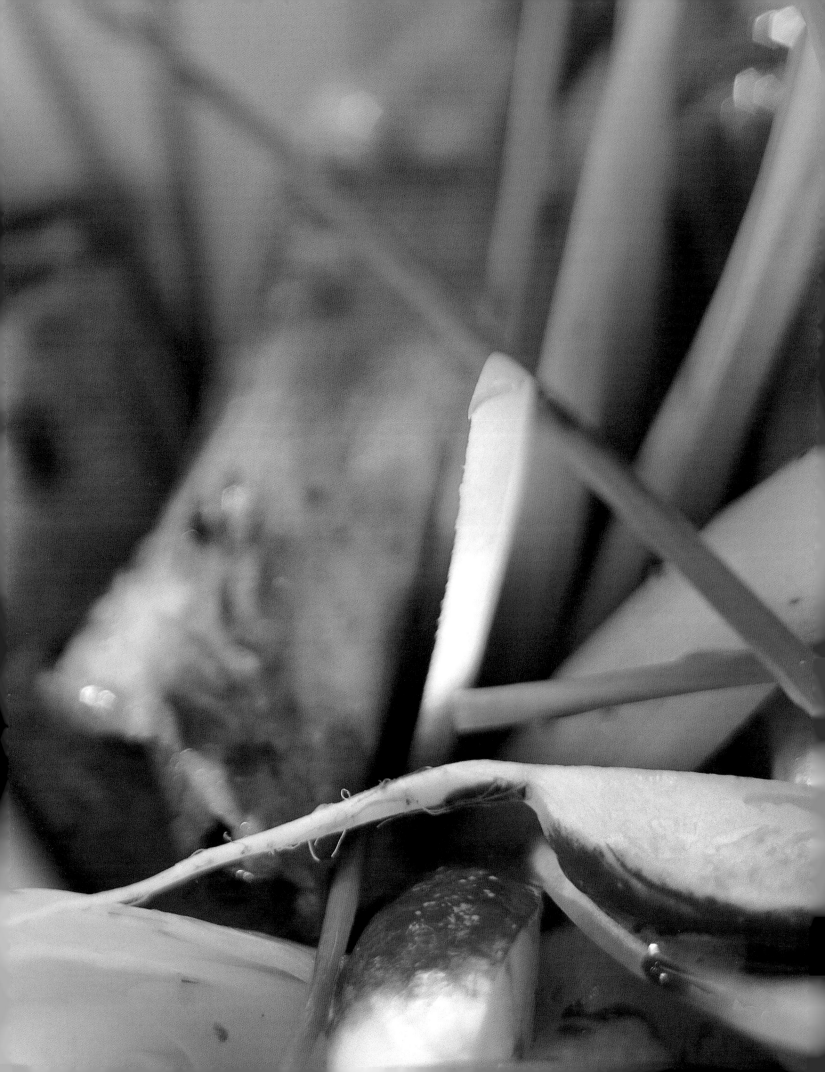

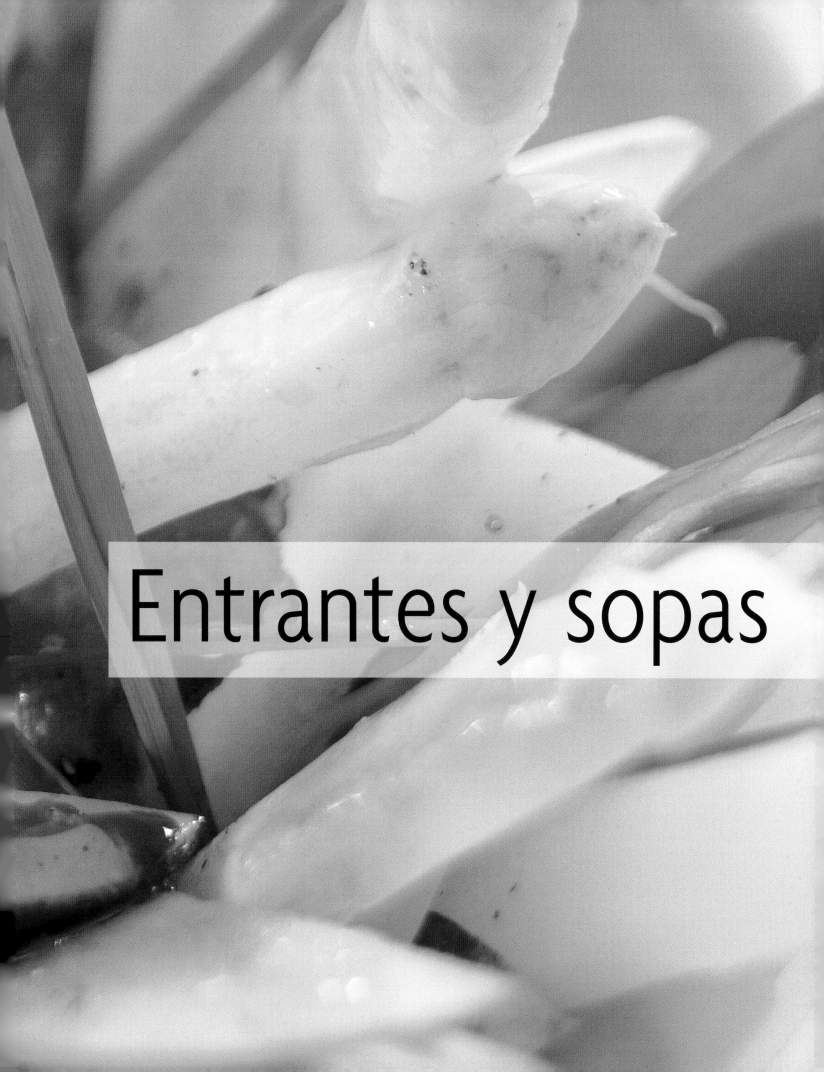

Entrantes y sopas

Mousse de remolacha
al raiforte

Un entrante preparado en un momento puede ser tan tentador
como éste: esta mousse picante es una delicia a la vista y al paladar.

Ingredientes

350 g de **remolacha**

250 g de **queso fresco** (20 % m. g.)

1 trozo pequeño de **raiforte**
fresco

50 g de **crema acidificada**

sal

pimienta recién molida

1 cucharada de **vinagre balsámico**

20 g de **pecorino** (en un trozo)

175 kcal, 10 g de grasa

Preparación
PARA 4 PERSONAS

1 Prepare y lave la remolacha y hiérvala sin pelar durante
40 minutos o hasta que esté cocida. Escúrrala en un colador,
enjuáguela con agua fría y pélala (preferiblemente con guantes
de cocina para evitar teñirse las manos).

2 Ralle una tercera parte de la remolacha. Ponga el resto con
el queso fresco en el vaso de la batidora eléctrica y redúzcalo
a puré.

3 Pele el raiforte, rállelo lo más finamente posible y añádalo junto
con la crema acidificada a la mousse de remolacha. Sazone con
sal, pimienta y vinagre balsámico.

4 Distribuya la mousse de remolacha con la remolacha picada en
cuencos pequeños. Ralle el pecorino, decore con él la mousse
y si lo desea añada también unas hojas de remolacha. Sirva la
mousse con pan integral.

**Esta receta es aún más rápida de preparar
si emplea remolachas precocinadas
y envasadas al vacío. Las encontrará
en los supermercados bien surtidos.**

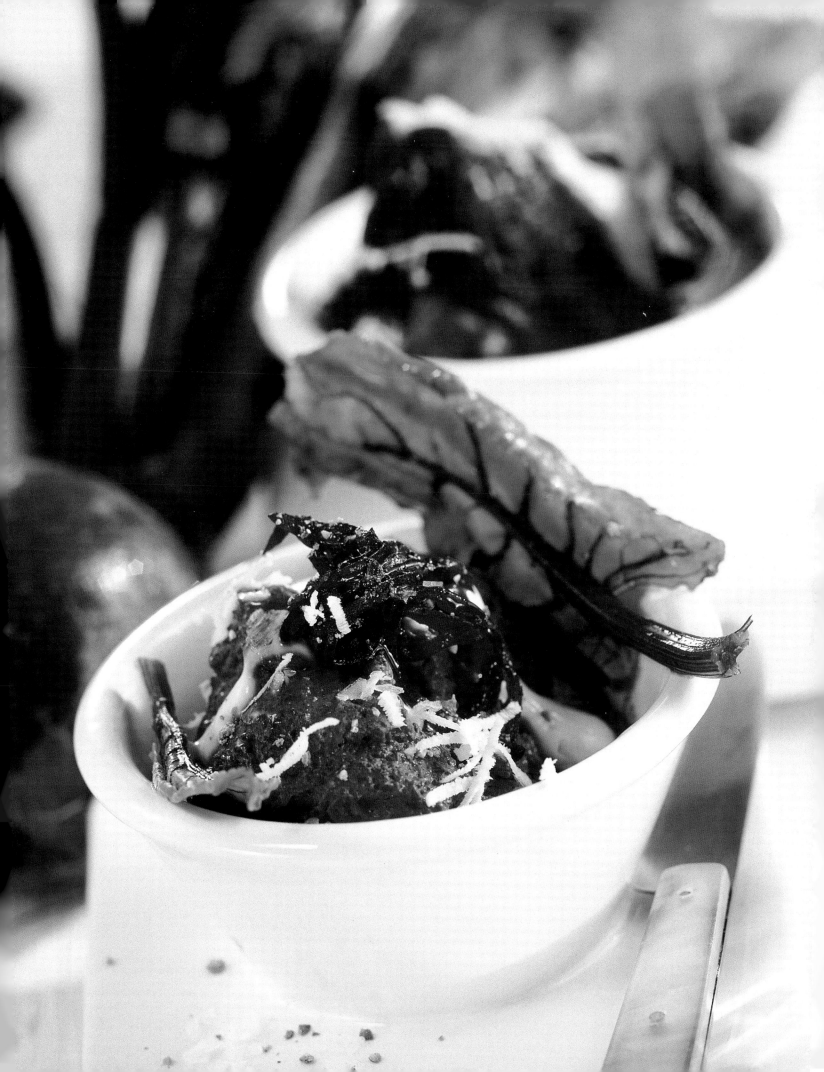

Hortalizas
con salsa de atún

Preparación

1 Prepare y lave las hortalizas. Pele el tercio inferior de los espárragos y corte los extremos. Cuartee los calabacines y córtelos en trozos de unos 10 cm de longitud. Elimine las puntas de las judías y los tirabeques. Déjelos enteros.

2 Salpimiente las hortalizas, espolvoréelas con la cáscara de lima y cuézalas al vapor con un poco de agua en una vaporera hasta que estén al dente.

3 Para la salsa, ponga el atún y su jugo en el vaso de la batidora eléctrica. Añada queso crema y zumo de lima y redúzcalo todo a puré.

4 Lave y seque el perejil, separe las hojas de los tallos y píquelas finamente. Añada el perejil y las alcaparras a la salsa, salpimiente y sírvala con las hortalizas al vapor. Acompañe las hortalizas con pan de payés.

14

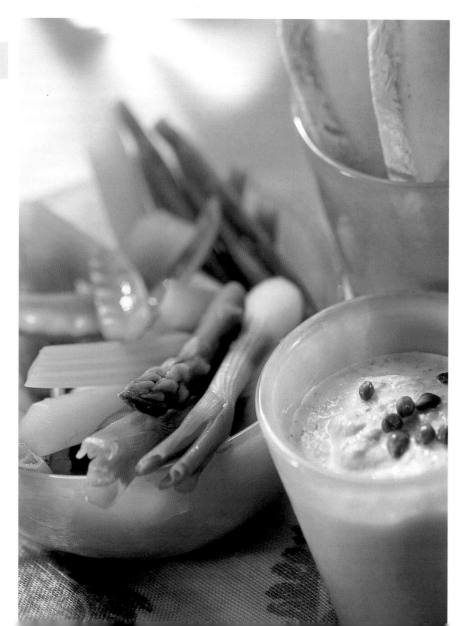

Ingredientes

aprox. 1,5 kg de **hortalizas** variadas (espárragos verdes, calabacín, apio, judías, cebollas tiernas, tirabeques)

zumo y **cáscara** rallada de una **lima**

sal

pimienta recién molida

1 lata de **atún** (al natural, 150 g de peso escurrido)

2 cucharadas de **queso crema**

½ manojo de **perejil**

2 cucharadas de **alcaparras** pequeñas

173 kcal, 7 g de grasa

Ingredientes

3 cucharadas de **almendras** peladas

150 g de **yogur** entero

1 cucharada de **zumo de limón**

¼ de cucharadita de **sal** marina

pimienta recién molida

½ manojo de **melisa**

300 g de **zanahorias**

1 **manzana**

112 kcal, 6 g de grasa

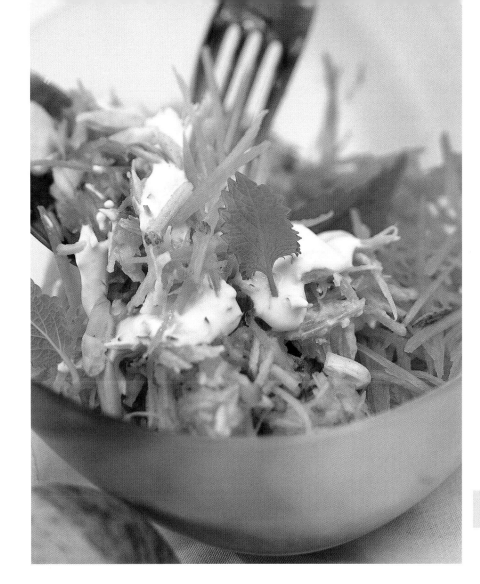

Ensalada
de zanahorias a la melisa

Preparación
PARA 4 PERSONAS

1 Para la salsa, muela dos cucharadas de almendras en un molinillo, robot o batidora. Mezcle con una batidora de varillas las almendras molidas con el yogur, el zumo de limón, la sal y un poco de pimienta.

2 Lave y seque la melisa, y separe las hojas de los tallos. Reserve unas hojas para la decoración, corte el resto en tiras finas y mézclelas con la salsa.

3 Prepare y lave las zanahorias, rállelas y mézclelas con la salsa. Lave la manzana, córtela por la mitad y descorazónela. Pélela, si lo desea, rállela y mézclela con la ensalada.

4 Pique las almendras restantes. Tuéstelas en una sartén antiadherente sin grasa hasta que estén ligeramente doradas y añádalas a la ensalada. Adórnela con hojas de melisa.

Ensalada de espárragos
con rollitos de rosbif

Un toque **primaveral** muy especial: los delicados espárragos, el delicioso rosbif y los crujientes rabanitos harán latir todos los **corazones**.

Ingredientes

1,2 kg de **espárragos** · **sal**

1 cucharada de **mantequilla**

3 cucharadas de **zumo de limón**

1 cucharadita de **azúcar**

1 manojo de **rabanitos**

1 **manzana**

1 manojo de **cebollas tiernas**

1 cucharada de **vinagre de frutas**

1 cucharada de **mostaza**

pimienta recién molida

1 cucharadita de **néctar de manzana** (espeso)

2 cucharadas de **aceite**

1 manojo de **cebollino**

150 g de **rosbif** (a lonchas)

▶▶ **222 kcal, 10 g de grasa**

Preparación
PARA 4 PERSONAS

1 Pele los espárragos y elimine los extremos duros. Ponga al fuego abundante agua salada, la mantequilla, 1 cucharada de zumo de limón y el azúcar y hierva los espárragos de 15 a 18 minutos.

2 Prepare y lave los rabanitos y cuartéelos. Lave la manzana, córtela por la mitad, descorazónela y córtela en gajos finos. Prepare y lave las cebollas tiernas y trocéelas transversalmente.

3 Para la vinagreta, mezcle el zumo de limón restante con el vinagre, la mostaza, la sal, la pimienta y el néctar de manzana y añada el aceite sin dejar de batir con una batidora de varillas.

4 Lave y seque el cebollino y trocéelo. Deje escurrir y enfriar ligeramente los espárragos. Córtelos por la mitad y distribúyalos en los platos con los rabanitos, la manzana, las cebollas tiernas y el rosbif enrollado.

5 Aliñe la ensalada con la vinagreta y si lo desea con un poco de aceite de semilla de calabaza, además del cebollino. Sírvala con pan recién horneado.

Los aceites aromáticos como el de semilla de calabaza, nuez o avellana dan a muchas ensaladas un toque especial. Unas botellas especiales permiten la dosificación de estos aceites en cantidades minúsculas.

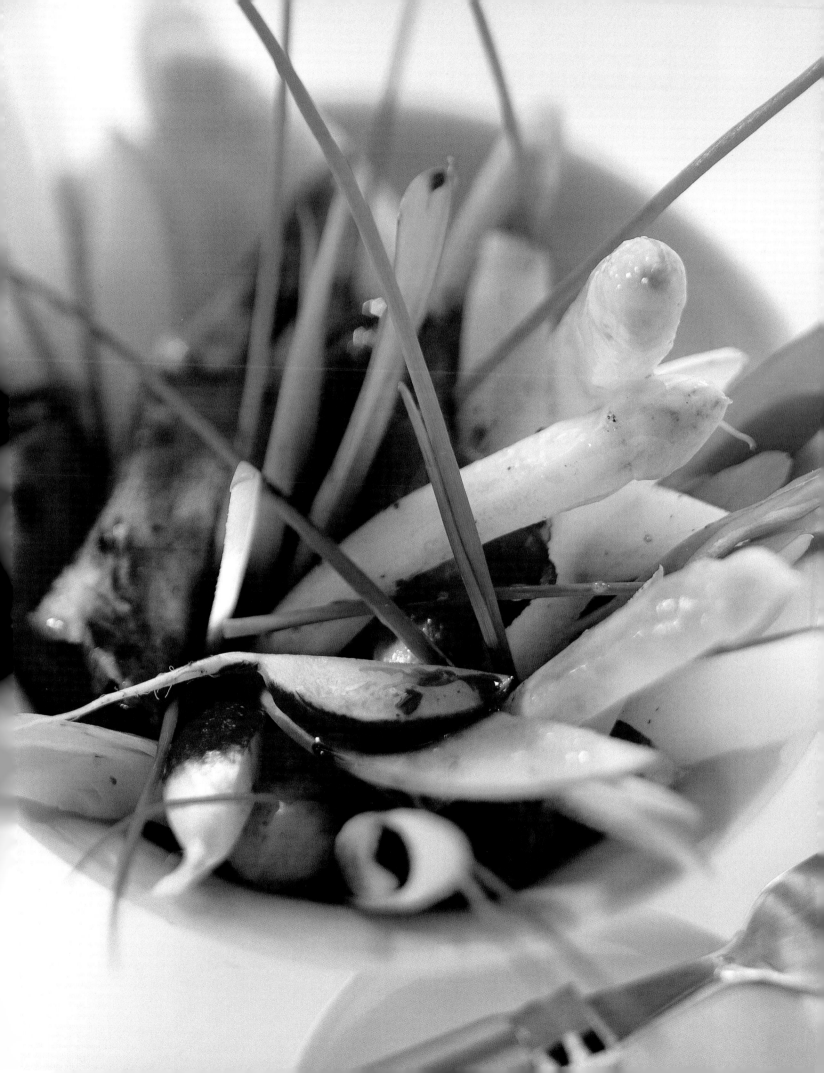

Broquetas
de langostinos y puerros

Un bocadito asiático: estas deliciosas broquetas de langostinos o gambas
pueden servirse calientes o tibias y serán todo un éxito en cualquier bufé.

Ingredientes

8 colas de **langostinos tigre**

(unos 40 g cada una)

2 **puerros**

sal

2 dientes de **ajo**

1 trozo de **jengibre** del tamaño de

una avellana

½ manojo de **perejil**

1 cucharada de **miel**

zumo de 1 **limón**

4 cucharadas de **jerez seco**

4 cucharadas de **aceite de sésamo**

pimienta recién molida

1 cucharada de **semillas de sésamo**

170 kcal, 7 g de grasa

Preparación

PARA 4 PERSONAS

1 Pele los langostinos y haga un corte superficial a lo largo del lomo
   para eliminar el conducto intestinal. Enjuáguelos con agua fría
   y séquelos.

2 Limpie el puerro. Haga un corte longitudinal y lávelo a fondo.
   Separe ocho hojas hermosas, escáldelas brevemente en agua
   salada hirviendo, enjuáguelas con agua fría y déjelas escurrir.

3 Para el aliño, pele el ajo y el jengibre y píquelos finamente. Lave
   y seque el perejil, separe las hojas de los tallos y píquelas. Mezcle
   el ajo, el jengibre y el perejil con la miel, el zumo de limón, el jerez
   y tres cucharadas de aceite de sésamo y salpimiente. Mezcle los
   langostinos con este aliño y déjelos marinar unos 20 minutos.

4 Saque los langostinos de la marinada y déjelos escurrir sobre
   papel de cocina. Envuelva cada uno con una hoja de puerro
   y sujételo con una broqueta de madera.

5 Caliente el aceite restante y fría los langostinos durante unos
   5 minutos. Esparza el sésamo por encima y sírvalos sobre rodajas
   de lima, si lo desea.

**El aceite es esencial como vehículo
aromático para las marinadas. Una
vez marinados, los ingredientes han
absorbido tantos aromas que el aliño
ya no es necesario.**

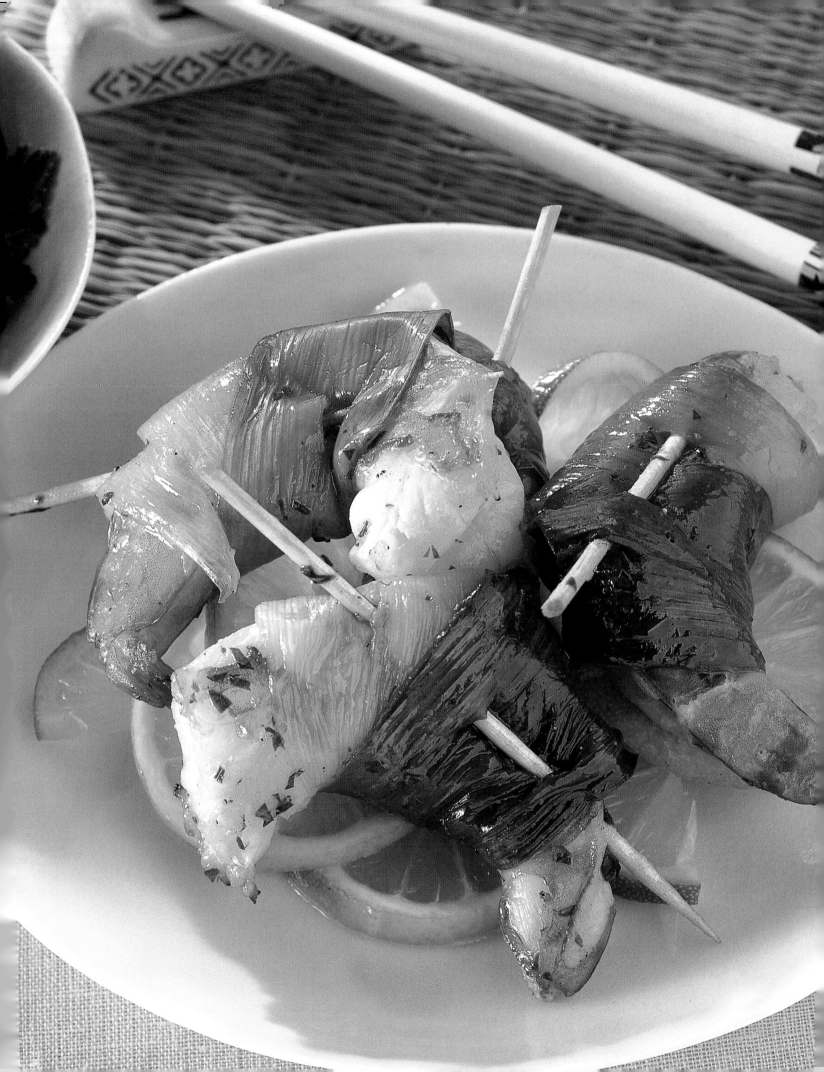

Ensalada de invierno
con hierbas y queso

Preparación
PARA 4 PERSONAS

1 Prepare y lave las hortalizas y córtelas en trozos del tamaño de un bocado. Escáldelas por separado en abundante agua salada. Retírelas con una espumadera, enjuáguelas con agua fría y déjelas escurrir.

2 Prepare y lave el hinojo, córtelo por la mitad a lo largo y luego a rodajas finas. Lave y seque la roqueta y las hierbas. Prepare y lave las cebollas tiernas y córtelas en trozos pequeños. Desmigue el roquefort.

3 Derrita la mantequilla en una sartén, sofría las hortalizas y sazónelas con sal y pimienta. Distribuya la ensalada en cuencos junto con la roqueta y las hierbas.

4 Corte las rodajas de limón en dados y páselas por la sartén caliente. Añada el caldo y el aceite de oliva, mezcle y salpimiente. Incorpore las cebollas tiernas y rocíe la ensalada con esta mezcla; por último añada el roquefort.

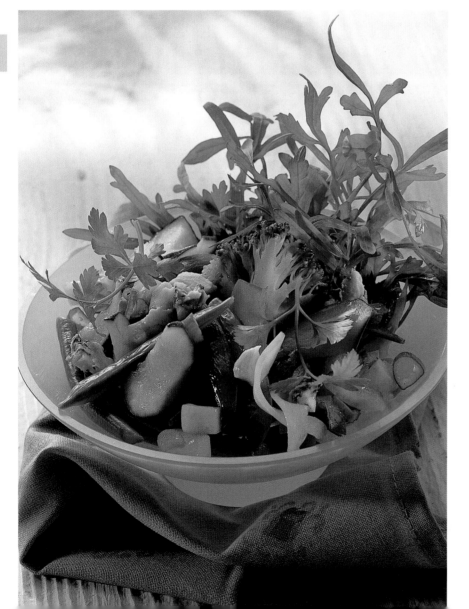

Ingredientes

1 kg de **hortalizas verdes** (ramitos de brécol, judías, espinacas, calabacín, tirabeques)

sal

2 **hinojos**

2 manojos de **roqueta**

unas ramas de **hierbas** (perejil, estragón, perifollo)

2 **cebollas tiernas**

75 g de **roquefort**

2 rodajas de **limón**

1 cucharada de **mantequilla**

pimienta recién molida

4 cucharadas de **caldo vegetal**

2 cucharadas de **aceite de oliva**

▶ **209 kcal, 11 g de grasa**

Ingredientes

250 g de **patatas**

1 cucharada de **piñones**

8-10 tallos de **albahaca**

125 g de mezcla de **queso fresco** y **suero
de leche** o **yogur**

sal

pimienta blanca

1 **clara de huevo**

50 g de **crema de leche**

500 g de **tomates** pequeños

1 cucharada de **vinagre balsámico**

1 cucharada de **aceite de oliva**

168 kcal, 8 g de grasa

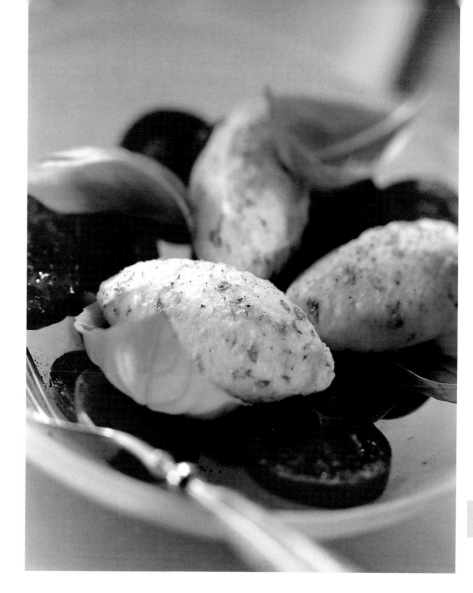

Ñoquis de albahaca
sobre tomate

Preparación
PARA 4 PERSONAS

1 Lave las patatas, hiérvalas tapadas con un poco de agua de 20 a 25 minutos o hasta que estén cocidas. Tueste los piñones en una sartén antiadherente sin grasa hasta que estén dorados. Lave y seque la albahaca, reserve algunas hojas para la decoración y pique el resto.

2 Escurra las patatas, pélelas y páselas todavía calientes por el pasapurés. Añádales los piñones, la albahaca picada y el queso fresco.

3 Salpimiente la mezcla y déjela enfriar. Bata por separado la clara y la crema de leche y mézclelas con la preparación de albahaca. Tape y deje enfriar durante dos horas.

4 Prepare y lave los tomates y córtelos a rodajas. Salpimiente y aliñe con el vinagre y el aceite. Utilice dos cucharas humedecidas para formar albóndigas alargadas con la masa de patata y albahaca, póngalas sobre los tomates y decore con las hojas de albahaca reservadas.

Paquetes de papel
de arroz rellenos de mango

Deliciosos y procedentes del Lejano Oriente: el relleno de estos exóticos
paquetitos reúne el dulzor del jugoso mango y el brío del chile picante.

Ingredientes

1 cucharada de **aceite de sésamo**

o **cacahuete**

50 g de **arroz** de grano redondo

300 ml de **caldo vegetal**

sal

4 **cebollas tiernas**

1 **lima**

1 **chile rojo**

1 **mango**

12 láminas de **papel de arroz**

(16 cm de diámetro, unos 80 g)

201 kcal, 3 g de grasa

Preparación
PARA 4 PERSONAS

1 Caliente el aceite y sofría el arroz sin dejar de remover.
Añada el caldo y sale. Tape la cacerola y deje hervir el arroz
a fuego lento unos 25 minutos.

2 Prepare, lave y pique las cebollas tiernas. Lave la lima con agua
caliente y séquela; ralle la cáscara y exprima el zumo. Divida el
chile longitudinalmente, elimine las semillas, lávelo y píquelo
muy finamente.

3 Mezcle dos cucharadas de cebollas tiernas picadas con dos
cucharadas de zumo de lima y un poco de chile y resérvelo.
Mezcle el arroz con las cebollas tiernas, los chiles y el zumo
de lima restante.

4 Pele el mango y separe la pulpa del hueso. Corte la mitad de
la pulpa en gajos para decorar y el resto en dados y mézclelos
con el arroz.

5 Ponga las láminas de papel de arroz sobre paños de cocina
húmedos una junto a otra, pulverice con agua y cúbralas con
más trapos de cocina húmedos. Deje ablandar el papel de arroz
de 10 a 15 minutos.

6 Cubra cada lámina de papel de arroz con una cucharada de la
mezcla de arroz, forme paquetitos y si lo desea átelos con tiras
de cebollino escaldado. Dispóngalos con los gajos de mango
sobre los platos y mójelos con un poco de la salsa. Sírvalos
acompañados por el resto de la salsa.

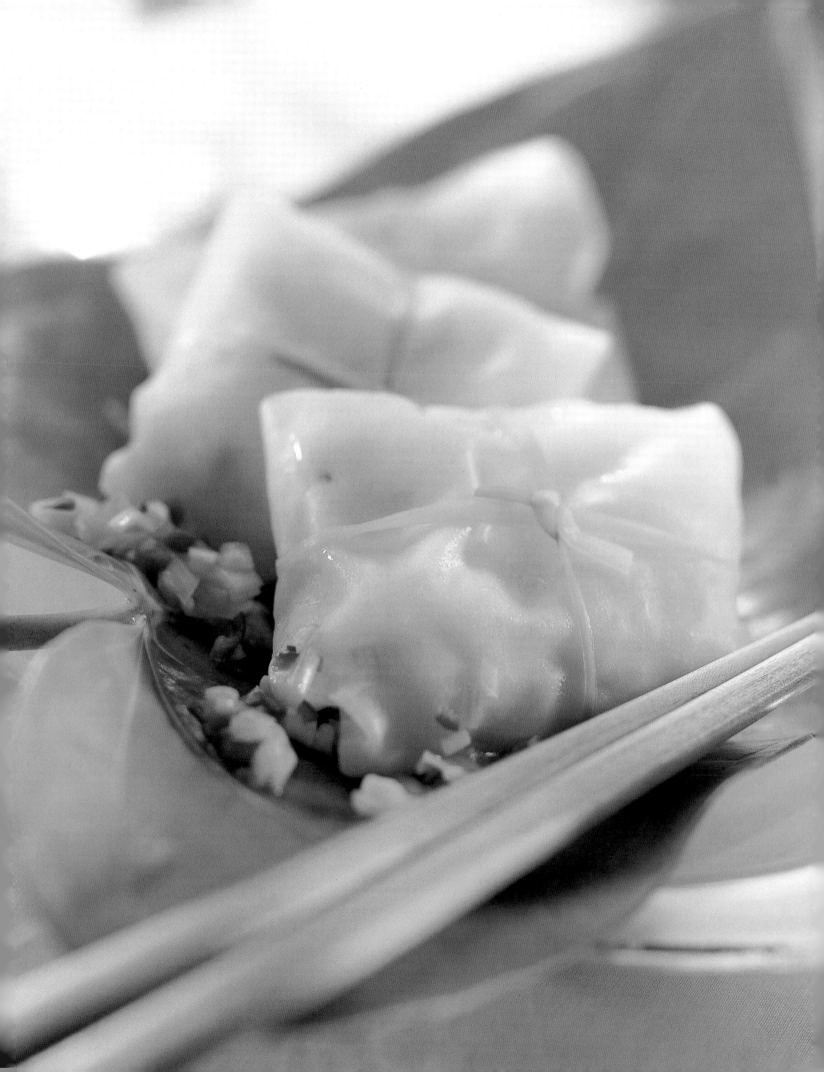

Sopa fría
de pepino al eneldo

Para sobreponerse al cansancio: una refrescante sopa fría al final de un caluroso día repone fuerzas y aporta muchos minerales.

Ingredientes

1 **pepino** para ensalada

1 diente de **ajo**

300 ml de **caldo vegetal**

100 g de **quark** desnatado

400 g de **yogur** entero

sal

pimienta recién molida

2 **huevos**

2 **pepinillos**

½ manojo de **eneldo**

160 kcal, 8 g de grasa

Preparación
PARA 4 PERSONAS

1 Pele el pepino y divídalo longitudinalmente. Elimine las semillas con una cuchara y corte las mitades a rodajas.

2 Pele y pique el ajo. Póngalo en el vaso de la batidora eléctrica con el quark, el yogur y el pepino y redúzcalo todo a puré. Sazone con sal y pimienta.

3 Hierva los huevos durante unos 8 minutos hasta que estén duros. Enjuáguelos con agua fría y pélelos. Píquelos finamente con los pepinillos y añádalos a la sopa. Póngala a enfriar.

4 Lave y seque el eneldo; reserve algunas hojas para la decoración y pique el resto.

5 Mezcle el eneldo picado con la sopa, decórela con las hojas reservadas y, si lo desea, con rodajas de pepino.

24

En lugar de huevo puede emplear picatostes. Para ello corte 2 rebanadas de pan integral a dados y fríalos en 1 cucharadita de mantequilla sin dejar de remover hasta que estén crujientes.

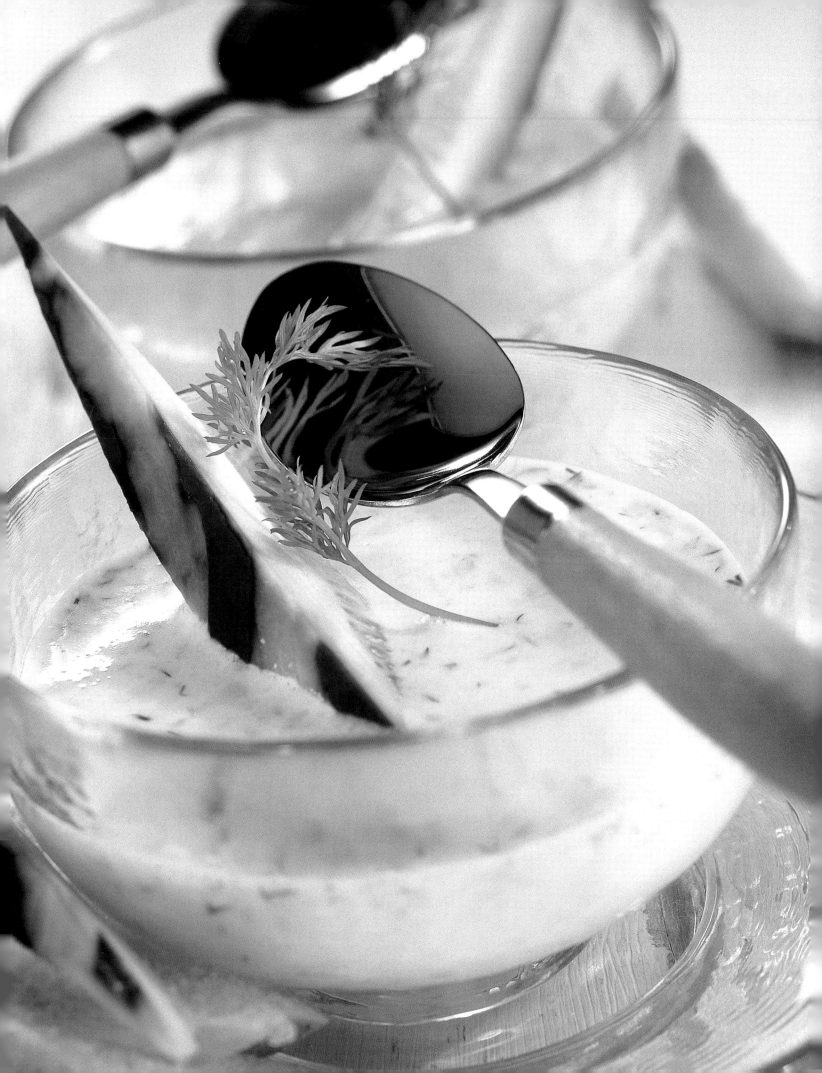

Sopa de verduras
con pesto al diente de león

De inspiración italiana: una sopa de verduras normal
se convierte en algo especial gracias al aromático pesto.

Ingredientes

150 g de **diente de león**

2 cucharadas de **piñones**

2 dientes de **ajo**

50 ml de **aceite de oliva**

800 ml de **caldo vegetal**

sal

pimienta recién molida

3 cucharadas de **parmesano**
recién rallado

150 g de cada uno de los
siguientes ingredientes: **patata**,
colinabo, zanahorias y tirabeques

4 cl de **jerez** seco

▶▶ **233 kcal, 10 g de grasa**

Preparación
PARA 2 PERSONAS

1 Prepare, lave y centrifugue el diente de león. Reduzca a puré en una batidora la mitad del diente de león, los piñones, el ajo pelado, 40 ml de aceite de oliva y 40 ml de caldo. Sazone con la sal, la pimienta y el parmesano.

2 Prepare, pele y corte a dados las patatas, el colinabo y las zanahorias. Prepare y lave los tirabeques y córtelos transversalmente. Trocee el diente de león restante.

3 Caliente el aceite de oliva restante y sofría los dados de patata, colinabo y zanahoria. Vierta el caldo restante, tape y sofría unos 10 minutos; añada entonces los tirabeques y prosiga la cocción 2 minutos más. Sazone con sal, pimienta y jerez.

4 Reparta la sopa en platos, decórela con el diente de león y sirva el pesto de diente de león por separado.

Al ser un cultivo estacional, el diente de león no siempre está disponible. En su lugar puede emplear roqueta; así el pesto quedará un poco más picante.

26

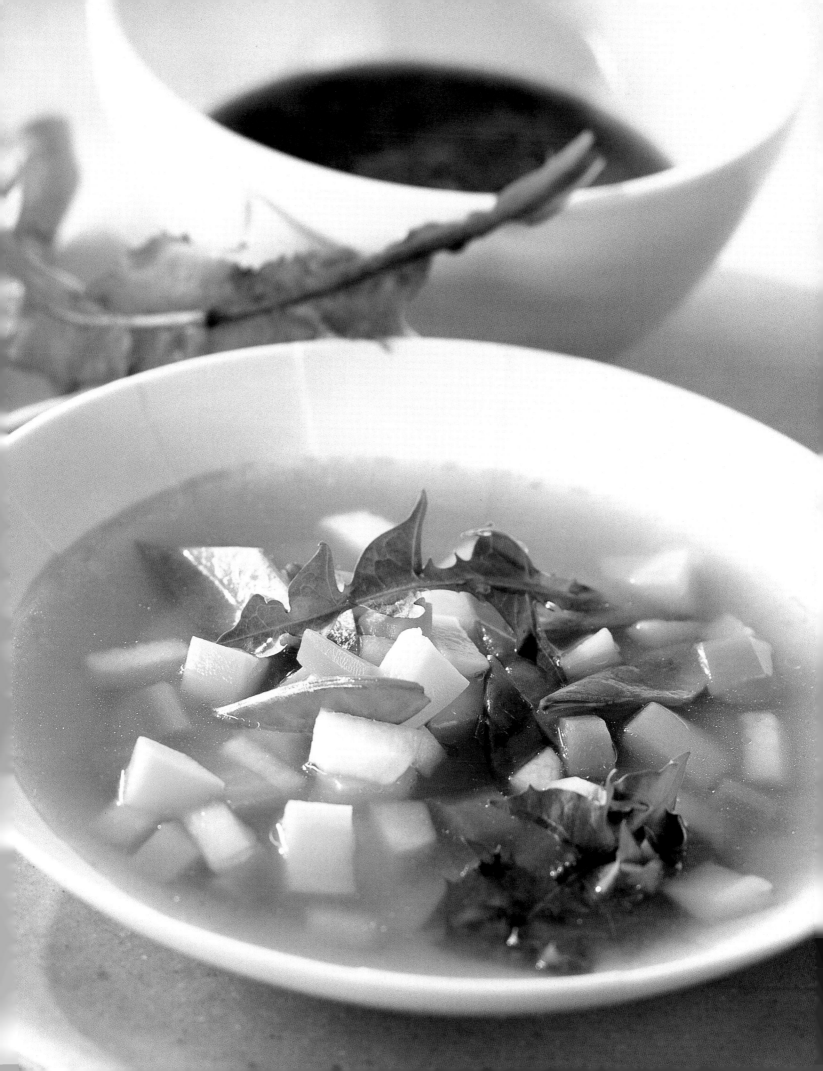

Sopa árabe veraniega
con pechuga de pollo

Un toque de las mil y una noches: el limón aporta
a esta sopa oriental con verduras un frescor inigualable.

Ingredientes

400 g de **verduras** variadas
(espinacas, acelgas, col, pak-choy)

sal

1 l de **caldo de pollo**

1 **pechuga de pollo** (con hueso)

1 **cebolla**

2 dientes de **ajo**

1 **zanahoria**

2 **tallos de apio**

1 cucharada de **mantequilla**

pimienta recién molida

2-3 cucharadas de **zumo de limón**

1 cucharadita de **cáscara de**

limón rallada

▶▶ **160 kcal, 4 g de grasa**

Preparación
PARA 4 PERSONAS

1 Prepare y lave las verduras y escáldelas en abundante agua salada hirviendo. Escúrralas en un colador, enjuáguelas con agua fría y déjelas escurrir.

2 Ponga a hervir el caldo. Lave y seque la pechuga de pollo y cuézalas en el caldo a fuego lento durante 10 minutos. Retire la pechuga del caldo, déjela enfriar y pase el caldo a través de un tamiz fino.

3 Pele la cebolla y el ajo y píquelos finamente. Pele la zanahoria y lave los tallos de apio. Corte la zanahoria y el apio en tiras finas.

4 Derrita la mantequilla en una cacerola. Sofría las cebollas, el ajo y las tiras de verdura a fuego medio hasta que los dados de cebolla estén transparentes. Añada el caldo y prosiga la cocción durante unos 20 minutos, pero sin dejarlo hervir.

5 Pele la pechuga de pollo, separe la carne del hueso y córtela a tiras finas. Añádala al caldo junto con las verduras escaldadas y sazone con sal, pimienta, zumo y ralladura de limón. No sirva esta sopa demasiado caliente.

6 Si lo desea, corte pan pita en dados pequeños, tuéstelos en una sartén antiadherente con una cucharadita de mantequilla y sírvalos con la sopa.

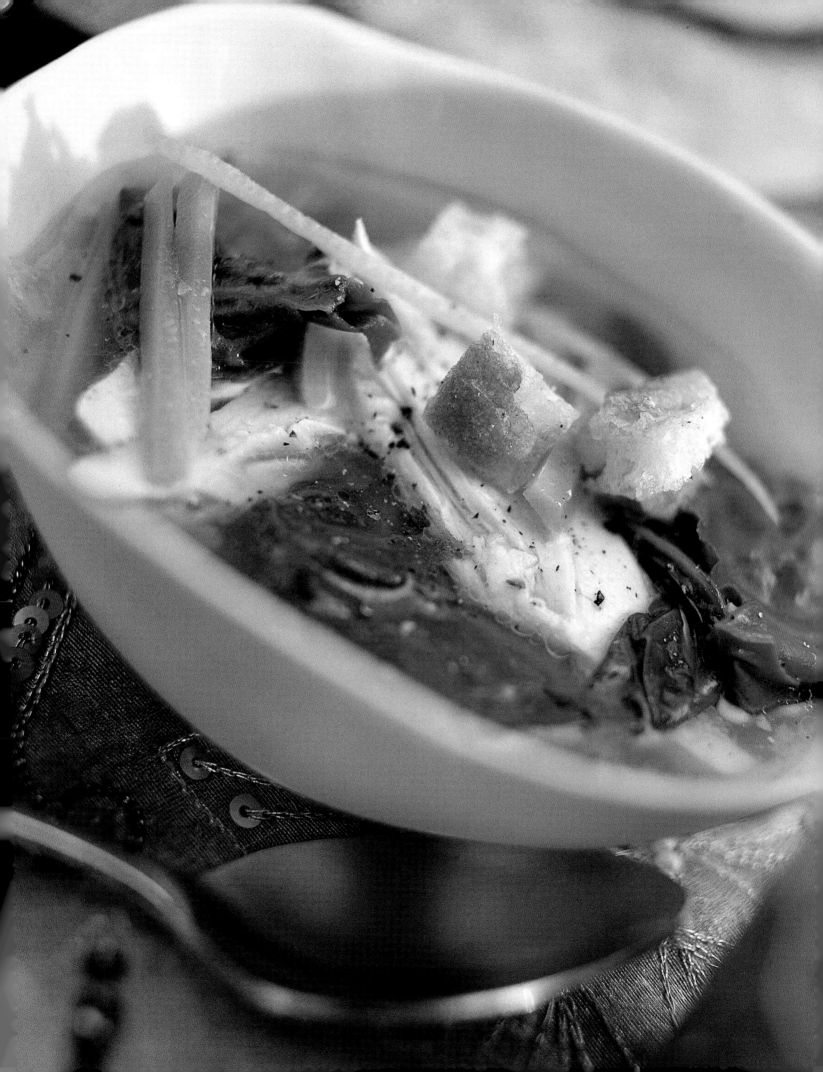

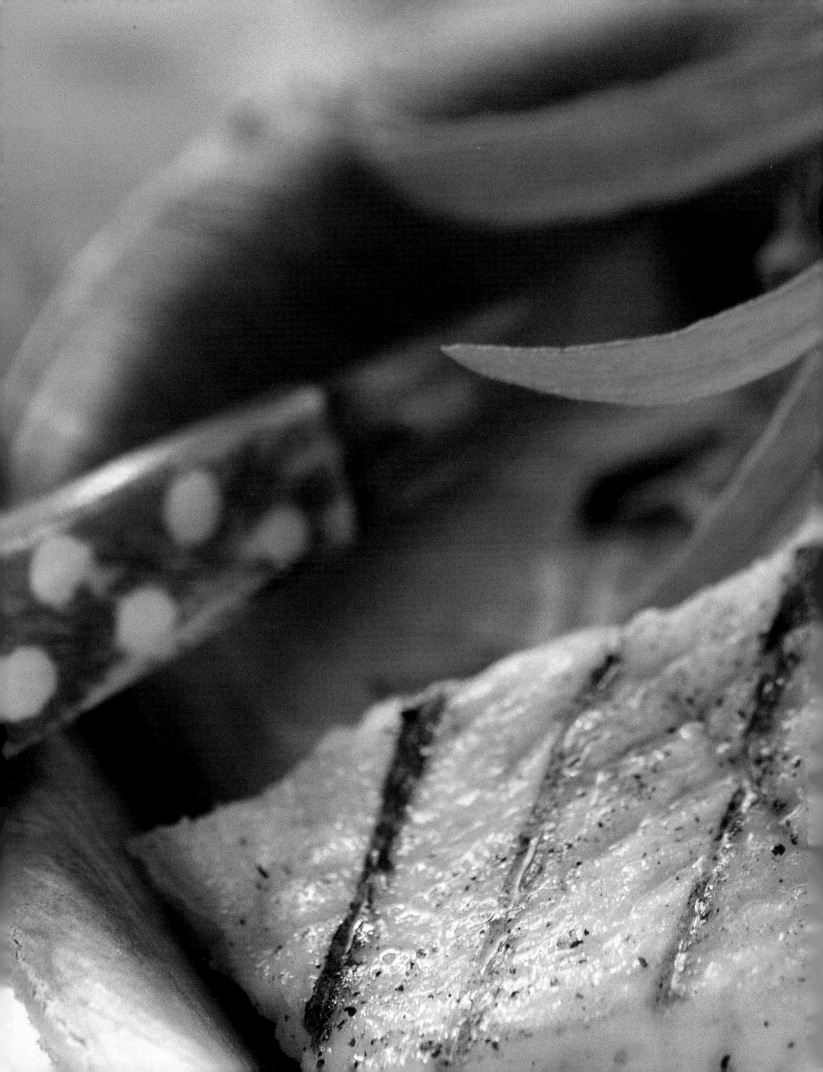

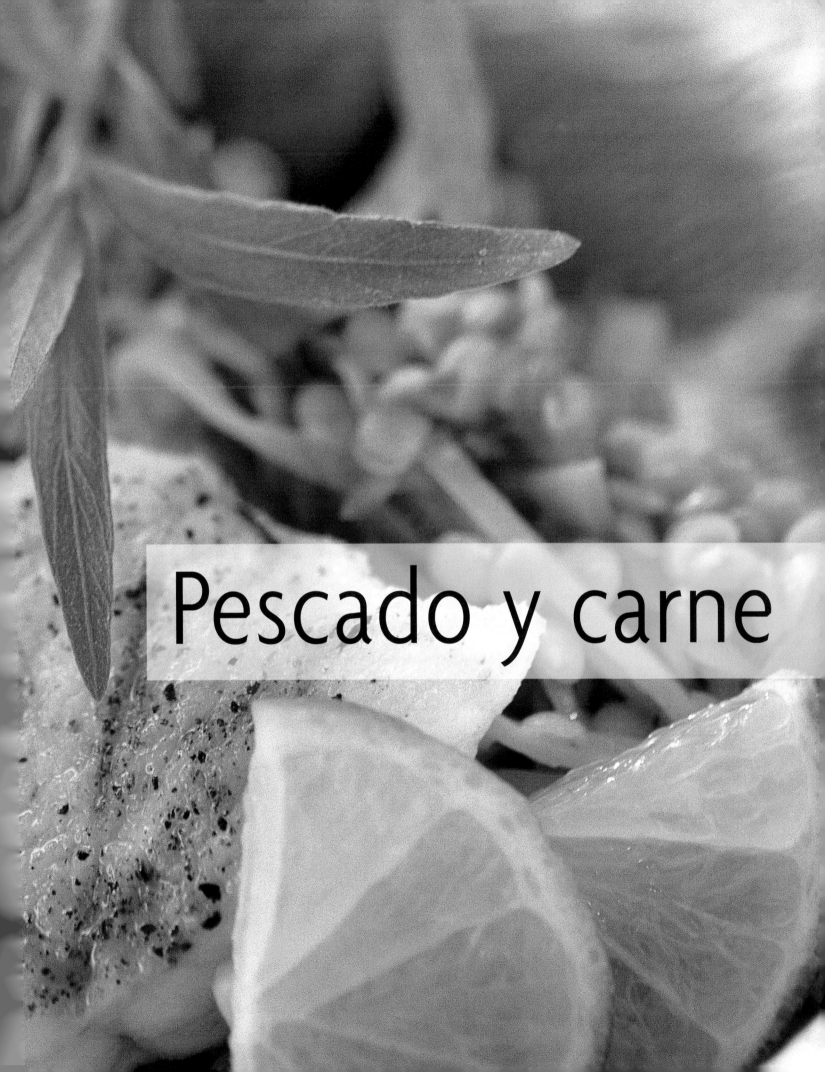

Pescado y carne

Cazuela
de marisco

Sumérjase y disfrute: todos los productos de la pesca
los encontrará en la cazuela, incluso habrá caído en la **red** un bogavante.

Ingredientes

2 **cebollas**

4 dientes de **ajo**

1 **chile rojo** y 1 **verde**

4 **tomates**

3 cucharadas de **aceite de oliva**

250 g de **tomate** concentrado

350 ml de **vino blanco**

2 ramas de **orégano**

sal

pimienta recién molida

500 g de **mejillones**

500 g de filetes de **lubina**

1 cucharada de **zumo de limón**

1 **bogavante** hervido (500 g)

½ manojo de **perejil**

315 kcal, 5 g de grasa

Preparación

PARA 4 PERSONAS

1 Pele y pique las cebollas y los ajos. Corte los chiles longitudinalmente, elimine las semillas, lávelos y píquelos finamente. Escalde, pele y corte los tomates y elimine las semillas.

2 Caliente el aceite en una cacerola grande y sofría las cebollas, los ajos y los chiles. Mezcle el tomate concentrado con el vino y viértalo sobre las cebollas, así como las mitades de tomate peladas.

3 Lave y seque el orégano; separe las hojas de los tallos y añádalo a la salsa de tomate. Sazone con sal y pimienta y déjelo cocer todo durante unos 15 minutos a fuego lento.

4 Lave los mejillones y elimine cualquier resto de barbas o filamentos. Tire los mejillones abiertos. Lave los filetes de lubina, séquelos, trocéelos y rocíelos con zumo de limón. Corte el bogavante longitudinalmente, elimine el saco intestinal y separe la carne. Abra las pinzas con un martillo o una pinza y separe la carne. Corte toda la carne en trozos no demasiado pequeños. Añada los trozos de pescado y bogavante a la salsa y déjela cocer unos 7 minutos.

5 Mientras tanto lave y seque el perejil, separe las hojas de los tallos y píquelas groseramente. Espolvoree con el perejil.

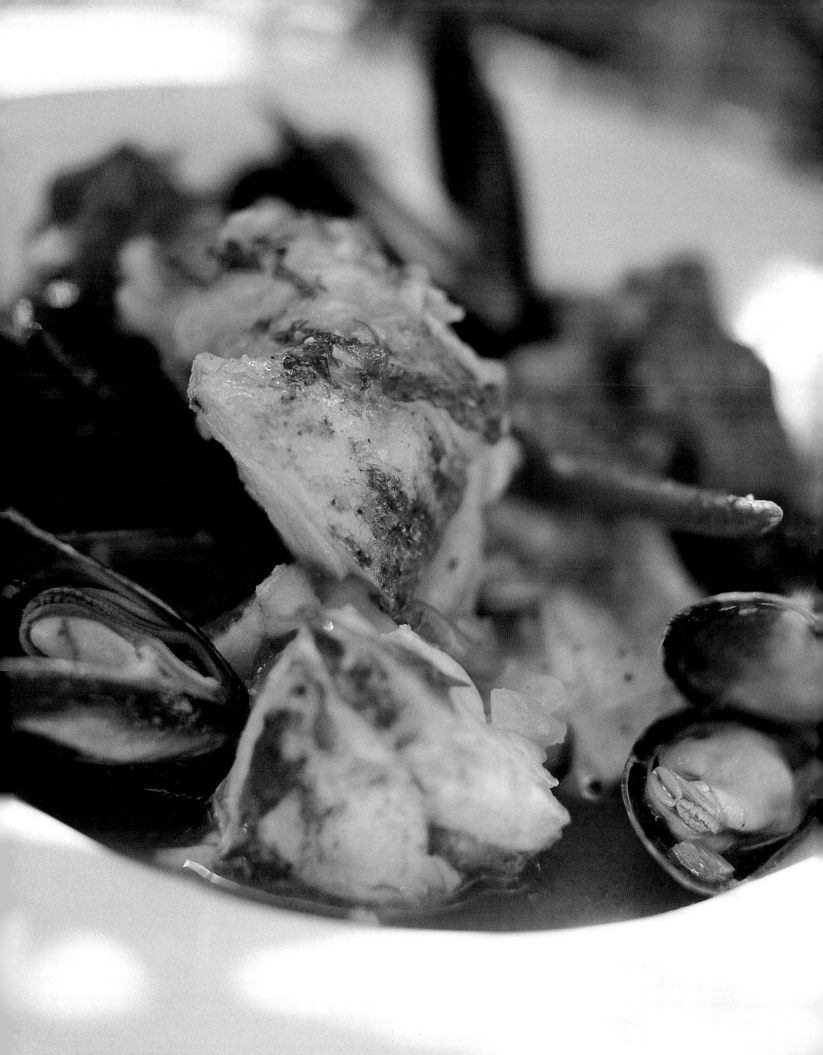

Rodajas de fletán
de halibut en papillote

El envoltorio es la clave: el papillote de papel sulfurizado protege
la delicada carne del pescado del fuerte calor y conserva su aroma.

Ingredientes

2 **puerros** pequeños

10 **aceitunas** (rellenas de
pimiento)

4 dientes de **ajo**

16 ramas de **tomillo**

4 **limones**

4 cucharadas de **aceite**

sal

pimienta recién molida

4 rodajas de **fletán**

267 kcal, 10 g de grasa

Preparación
PARA 4 PERSONAS

1 Precaliente el horno a 200 °C. Prepare y lave el puerro y córtelo
en trozos de 5 cm de longitud. Corte las aceitunas a rodajas.
Pele y parta los ajos.

2 Lave y seque el tomillo y deshágalo ligeramente. Lave dos limones
con agua caliente, córtelos en gajos y exprima los demás. Para
el aliño, mezcle cuatro cucharadas de zumo de limón con dos
cucharadas de aceite, sal y pimienta.

3 Ponga ocho hojas de papel sulfurizado (de 20 x 30 cm cada una)
en grupos de dos y vierta en el centro un poco de aceite. Ponga
encima las tiras de puerro y salpimiente. Lave y seque las rodajas
de fletán, póngalas sobre las hojas de papel y cúbralas con
el aliño. Reparta las aceitunas, las ramitas de tomillo, los gajos
de limón y el ajo sobre las rodajas de pescado.

4 Pliegue el papel sulfurizado sobre las rodajas de pescado y
sujételo con un bramante. Ponga los paquetitos en una fuente
refractaria engrasada con el aceite restante y hornéelos en
el centro del horno durante unos 20 minutos. Para servir, abra
los paquetes.

**También puede emplear papel de
aluminio para preparar los paquetes.
El pescado quedará especialmente
jugoso si agrega unas rebanadas
de tomate o calabacín.**

34

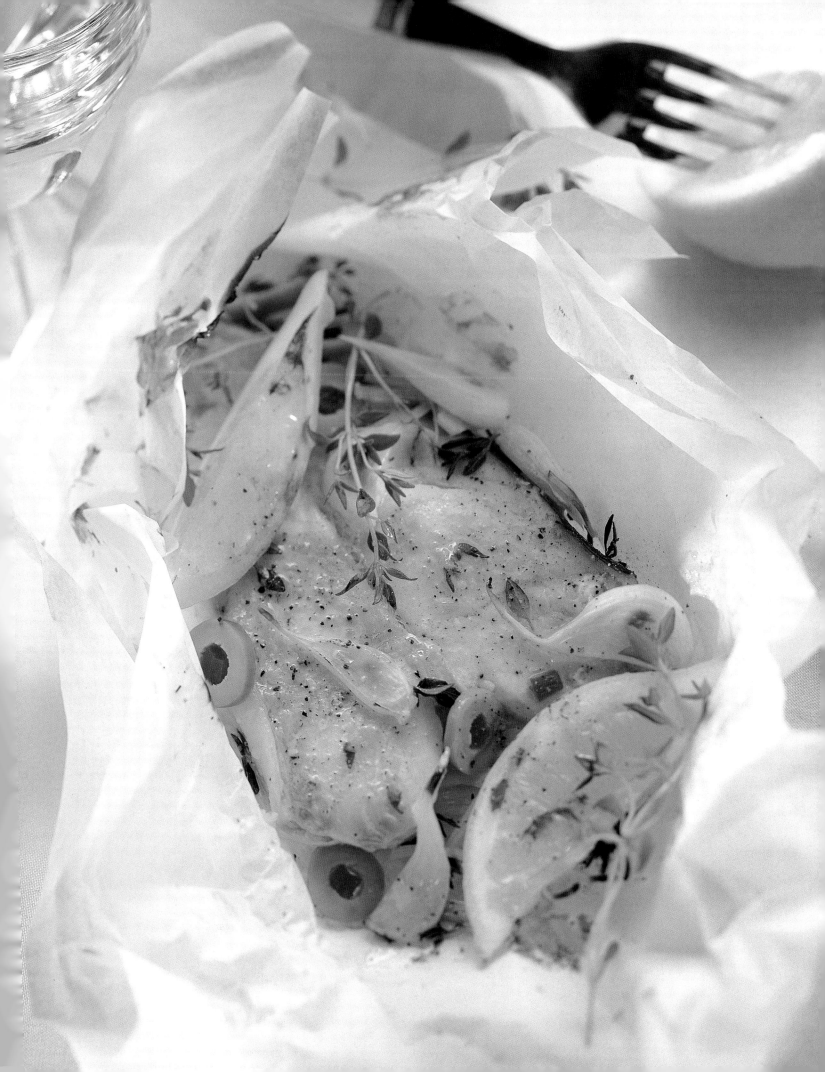

Filete de merlán
con apio y naranja

Preparación
PARA 4 PERSONAS

1 Lave y seque los filetes de pescado. Salpimiéntelos y rocíelos con el zumo de limón. Lave el apio, reserve unas hojas y corte los tallos en rodajas de 1 cm de grosor.

2 Pele las naranjas con un cuchillo afilado y elimine la membrana blanca. Pele los gajos y recoja el zumo perdido durante esta operación. Exprima el resto de la naranja.

3 Blanquee las rodajas de apio en agua salada hirviendo 5 minutos, escúrralas en un colador y enjuáguelas con agua fría.

4 Fría los filetes de pescado en la mantequilla caliente por ambas caras durante 3 minutos, retírelos y resérvelos al calor.

5 Ponga el aceite y el zumo de naranja en la sartén y redúzcalos. Caliente el apio en la sartén y sazónelo con sal y pimienta. Sirva los filetes de pescado y el apio con los filetes de naranja y decórelos con las hojas de apio reservadas.

36

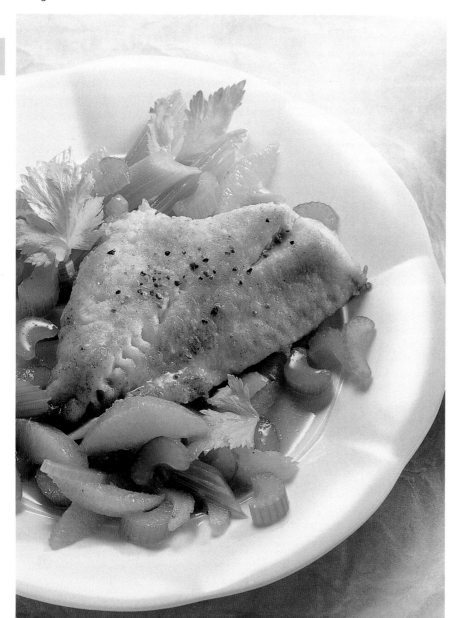

Ingredientes

4 filetes de **merlán** (250 g aprox.)

sal

pimienta recién molida

2 cucharadas de **zumo de limón**

8 tallos de **apio**

4 **naranjas**

2 cucharadas de **mantequilla**

2 cucharadas de **aceite de oliva**

▷▷ **365 kcal, 8 g de grasa**

Ingredientes

500 g de **espárragos verdes**

300 g de **salmón ahumado**

sal

400 g de **fideos** planos

1 cucharada de **aceite de oliva**

pimienta recién molida

4 cucharadas de **zumo de limón**

2 cucharadas de **cáscara de limón** en juliana

600 kcal, 16 g de grasa

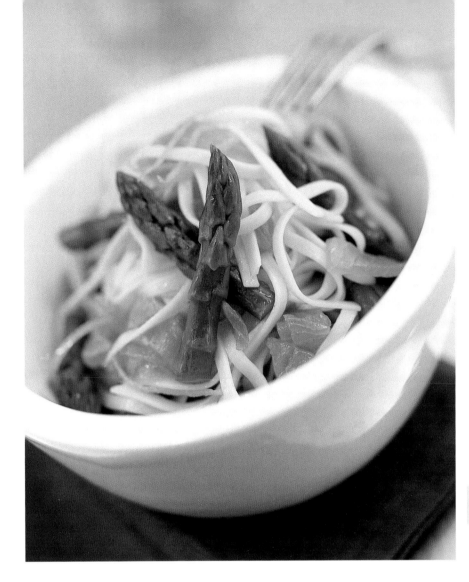

Pasta
con salmón y espárragos

Preparación
PARA 4 PERSONAS

1 Lave los espárragos, pele el tercio inferior y córtelos en trozos grandes. Corte el salmón en tiras finas.

2 Hierva los espárragos en agua salada durante unos 8 minutos y déjelos escurrir. Hierva la pasta en abundante agua salada según las instrucciones del fabricante hasta que esté al dente. Escúrrala en un colador.

3 Caliente el aceite en una sartén grande, añada los espárragos y sofríalos brevemente. Sazone con sal, pimienta y zumo de limón.

4 Mezcle la pasta con la juliana de limón y caliéntela en la sartén. Finalmente añada las tiras de salmón. Mezcle la pasta con los espárragos.

Bacalao sobre lecho
de hortalizas multicolor

En la mejor compañía: el bacalao magro y blanco se cocina
en un caldo aromático bajo un manto de crujientes hortalizas.

Ingredientes

5-6 escalonias

500 g de patatas

2 zanahorias

100 g de apio

1 puerro

4 tomates

2 cucharadas de mantequilla

sal

pimienta recién molida

1 diente de ajo

2 hojas de laurel

⅛ de l de vino blanco seco

400 ml de fumet de pescado

1,2 kg de filete de bacalao

1 limón

½ manojo de perejil

566 kcal, 9 g de grasa

Preparación
PARA 4 PERSONAS

1 Pele las escalonias, las patatas, las zanahorias y el apio. Elimine las raíces y las hojas del puerro, corte el tallo por la mitad y lávelo. Corte las escalonias por la mitad y el resto de las hortalizas en trozos del tamaño de un bocado.

2 Escalde y pele los tomates, cuartéelos y elimine las semillas. Derrita la mantequilla en una fuente refractaria y sofría las hortalizas; sazónelas con sal y pimienta. Pele el ajo, píquelo finamente y añádalo a la fuente con la hoja de laurel. Vierta el vino y el fumet de pescado.

3 Lave y seque el bacalao y salpimiéntelo. Exprima el limón y rocíe el bacalao. Ponga el pescado en la fuente, cúbralo con las hortalizas, tape la fuente y cueza a fuego moderado de 35 a 40 minutos.

4 Lave y seque el perejil, separe las hojas de los tallos y píquelas finamente. Espolvoréelas sobre el pescado y sírvalo en la misma fuente o en porciones sobre los platos. Si lo desea sírvalo con patatas o pan blanco.

Esta forma de preparación también es ideal para otros tipos de pescado que no se ablanden demasiado durante la cocción como la gallineta, la maruca o la merluza.

Emperador
sobre lentejas rojas

Dos en la misma longitud de onda: el suave pescado a la parrilla
es un acompañante ideal para las refinadas lentejas con puerro.

Ingredientes

800 g de **puerro**

unas 2 cucharadas de **aceite**

200 g de **lentejas rojas**

400 ml de **caldo vegetal**

500 g de filetes de **emperador**

pimienta blanca

2 cucharadas de **zumo de lima**

1 cucharada de **vinagre balsámico**

sal marina

3 cucharadas de hojas de

estragón o **perejil** picadas

Preparación

PARA 4 PERSONAS

1 Prepare y lave el puerro y córtelo en tiras finas. Caliente
una cucharada de aceite en una cacerola baja y sofría las tiras de
puerro sin dejar de remover. Añada las lentejas rojas y el caldo
y llévelo a ebullición. Tápelo y déjelo cocer de 5 a 8 minutos a
fuego lento o hasta que las lentejas estén tiernas.

2 Mientras tanto, encienda el grill del horno o la parrilla eléctrica.
Lave y seque los filetes de pescado y córtelos en cuatro trozos
del mismo tamaño. Sazónelos con pimienta y zumo de lima
y póngalos sobre la parrilla engrasada. Cocine 4 minutos por
cada lado.

3 Sazone las verduras con el vinagre balsámico, la sal y la pimienta,
y añada dos cucharadas de hojas de hierbas.

4 Sale ligeramente los filetes de pescado, dispóngalos sobre
la verdura y decórelos con las hojas restantes. Si lo desea,
puede presentarlos con rodajas de lima cortadas por la mitad.

▶▶ **460 kcal, 10 g de grasa**

**Las lentejas rojas tienen un sabor
especialmente delicado y ya están
peladas y partidas por la mitad.
A diferencia de otras legumbres
no hace falta remojarlas. Se deshacen
con la cocción.**

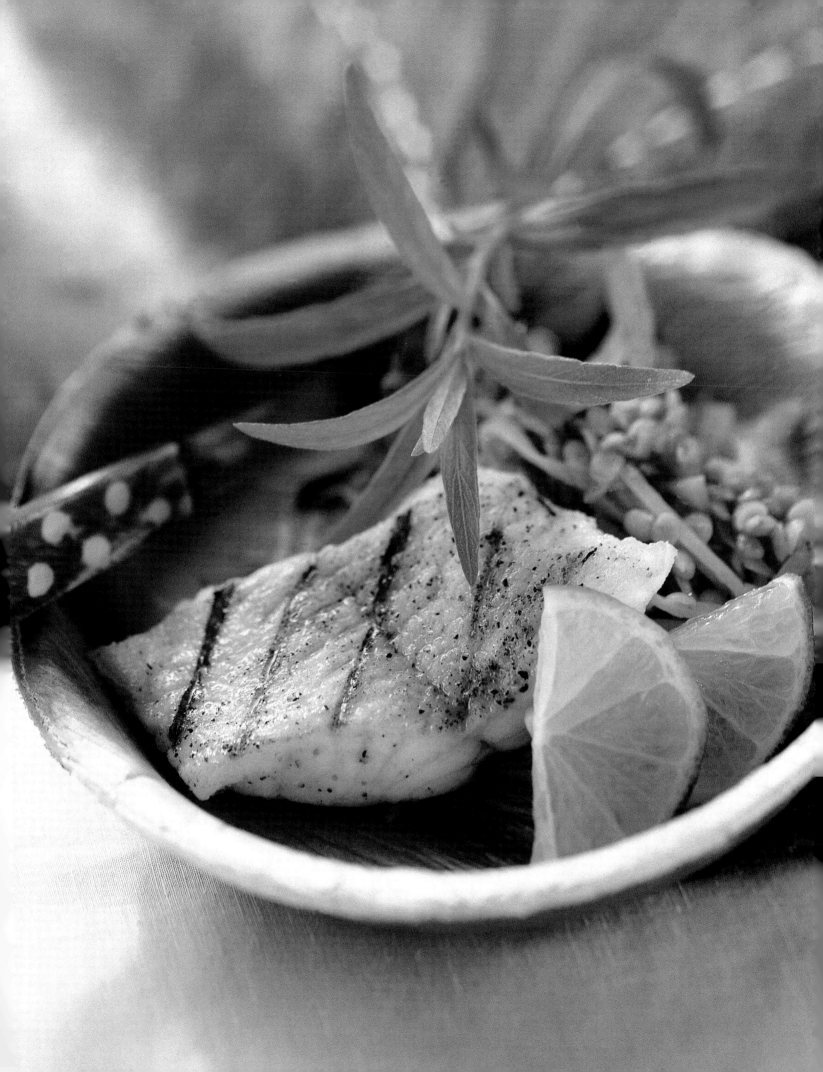

Filete de lucioperca
con colinabo

Preparación
PARA 4 PERSONAS

1 Lave y seque los filetes de lucioperca. Salpimiéntelos y rocíelos con el zumo de limón.

2 Pele el colinabo y córtelo a dados. Sofríalo en una cucharada de mantequilla derretida, mójelo con el vino, llévelo a ebullición y sazone con sal y pimienta. Añada el caldo, tape y deje cocer a fuego lento unos 10 minutos.

3 Fría los filetes de pescado en la mantequilla restante durante unos 3 minutos por cada lado.

4 Deslíe la maicena en una cucharada de agua. Añádala a la salsa, llévela a ebullición y sazónela con el vermut. Mezcle la crema acidificada con la crema agria y añádalas a la salsa.

5 Separe los berros, lávelos y séquelos. Disponga los filetes fritos con el colinabo sobre los platos y decórelos con hojas de berro. Sírvalos con patatas o arroz.

42

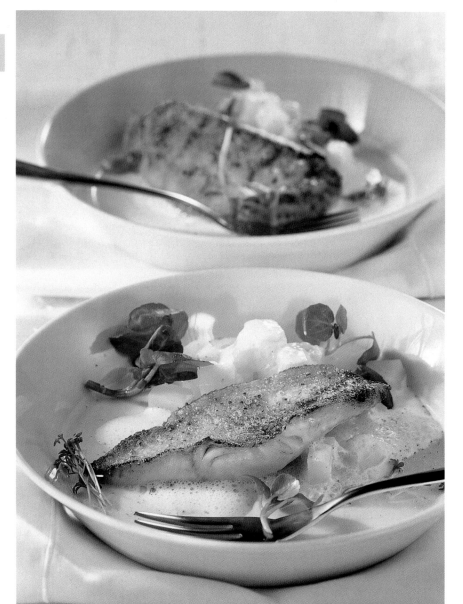

Ingredientes

4 filetes de **lucioperca** (aprox. 160 g)

sal

pimienta recién molida

1 cucharada de **zumo de limón**

400 g de **colinabo**

2 cucharadas de **mantequilla**

⅛ de l de **vino blanco** seco

300 ml de **caldo vegetal**

1 cucharada de **maicena**

3 cucharadas de **vermut seco**

40 g de **crema acidificada**

40 g de **crema agria**

½ manojo de **berros**

▶▶ 261 kcal, 11 g de grasa

Ingredientes

2 **zanahorias**

1 **puerro**

150 g de **col china**

150 g de **col rizada**

4 cucharadas de **brotes de soja**

700 g de filetes de **bacalao**

2 cucharadas de **zumo de limón**

sal · pimienta recién molida

1 cucharada de **harina de arroz**

3 **escalonias**

2 cucharadas de **aceite**

2 tallos de **hierba limonera**

200 ml de **fumet de pescado**

1 diente de **ajo**

1 **patata** hervida

260 kcal, 7 g de grasa

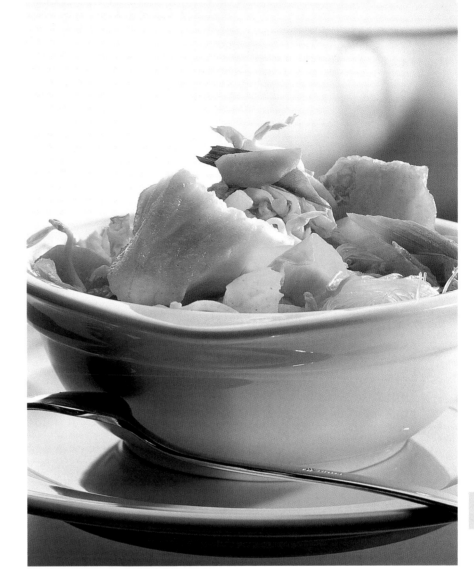

Bacalao con hortalizas
al wok

Preparación
PARA 4 PERSONAS

1 Pele las zanahorias, lave el puerro y las coles y córtelo todo en tiras finas. Lave los brotes de soja y déjelos escurrir. Corte el pescado en trozos del tamaño de un bocado, rocíelos con zumo de limón, salpimiéntelos y rebócelos con la harina de arroz. Pele las escalonias y píquelas.

2 Fría los filetes de pescado en aceite caliente hasta que estén crujientes, retírelos del wok y resérvelos al calor. Sofría las escalonias en el wok hasta que estén

transparentes. Corte la parte blanca de la hierba limonera y aplástela con la hoja de un cuchillo ancho. Agréguela a las escalonias con las hortalizas y cúbralo todo con fumet de pescado. Pele y machaque el ajo, añádalo y deje hervir la mezcla unos 3 minutos. Retire la hierba limonera de la salsa.

3 Pase la patata por el pasapurés y añádala a las verduras, remueva y sazone con sal y pimienta. Añada el pescado y caliéntelo brevemente. Puede servirlo con fideos de celofán.

Filete de perca
con salsa de puerro al azafrán

Una especialidad de la región de los Alpes: este pescado de agua
dulce preparado según una receta suiza queda impresionante.

Ingredientes

2 puerros

sal

50 ml de **vino blanco seco**

2 cucharadas de **vermut seco**

⅛ de l de **caldo vegetal**

100 g de **crema acidificada**

1 pizca de **azafrán** en polvo

unos 600 g de filetes de **perca**

2 cucharadas de **aceite**

unas hebras de **azafrán**

unas hojas de **eneldo**

262 kcal, 13 g de grasa

Preparación
PARA 4 PERSONAS

1 Prepare, lave y corte el puerro a rodajas. Escáldelas en agua salada
hirviendo durante unos 4 minutos, escúrralas, enjuáguelas con
agua fría y déjelas escurrir.

2 Hierva el vino y el vermut en un cazo hasta reducirlos a la
mitad. Añada el caldo, la crema acidificada y el azafrán en polvo
y después añada el puerro, deje hervir unos 2 minutos y reserve
la salsa al calor.

3 Lave y seque los filetes de perca y salpimiéntelos. Caliente
el aceite en una sartén grande y fría los filetes de pescado a fuego
moderado por ambas caras.

4 Distribuya la salsa de puerro al azafrán sobre platos
precalentados, disponga encima los filetes de pescado y adórnelos
con hebras de azafrán y hojas de eneldo. Acompañe el pescado con
arroz o tallarines.

**El término suizo para este pescado
que vive cerca del fondo de los ríos
y lagos es *egli*.**

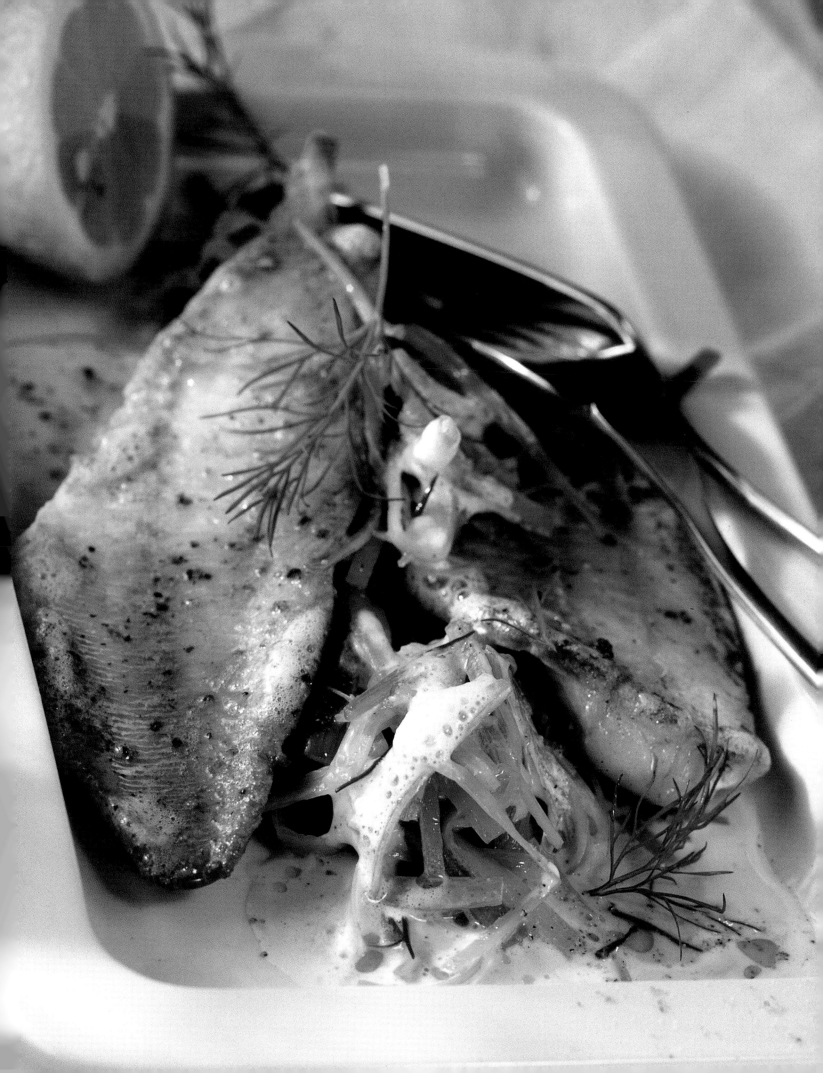

Solomillo de cerdo
con arroz multicolor

Ahora un toque exótico: a modo de las especialidades criollas se presentan unos medallones de cerdo de un delicado tono rosado acompañados de un arroz afrutado.

Ingredientes

3 **cebollas** tiernas

2 cucharadas de **aceite**

200 g de **arroz de grano largo** (precocido)

400 ml de **caldo vegetal**

600 g de **solomillo de cerdo**

2 cucharadas de **mantequilla**

1 **papaya** pequeña

1 **piña** pequeña

1 **tomate**

sal

pimienta recién molida

4 cl de **jerez** seco

150 g de **crema agria**

la ralladura y el zumo de 1 **lima**

▶▶ **558 kcal, 17 g de grasa**

Preparación
PARA 4 PERSONAS

1 Prepare y lave las cebollas tiernas y córtelas a rodajas. Caliente el aceite y sofría el arroz. Mójelo con el caldo, llévelo a ebullición, tápelo y déjelo reposar 20 minutos.

2 Seque el solomillo de cerdo. Derrita la mantequilla y dore la carne. Tápela y rehóguela de 8 a 10 minutos o hasta que esté cocida.

3 Pele la papaya, córtela longitudinalmente, elimine las semillas y corte la pulpa en dados. Elimine las hojas y el tallo de la piña. Pele la piña, córtela primero en rodajas y después en trozos del tamaño de un bocado. Lave los tomates, córtelos a dados y elimine el tallo. Añada la fruta y el tomate al arroz hervido.

4 Saque la carne de la sartén, salpimiéntela, envuélvala en papel de aluminio y déjela reposar. Mezcle los fondos de cocción de la sartén con el jerez y la crema agria y deje que hiervan brevemente. Sazone con sal, pimienta y un poco de zumo de lima. Corte la carne en medallones. Sazone el arroz con las frutas con la sal, la pimienta y la cáscara y el zumo de lima. Disponga el arroz, los medallones de solomillo y la salsa sobre platos o en una fuente.

Si quiere ahorrar aún más grasa, puede escalfar el solomillo de cerdo: para ello ponga a hervir 1 l de caldo vegetal, introduzca la carne y déjela cocer a fuego lento de 10 a 12 minutos.

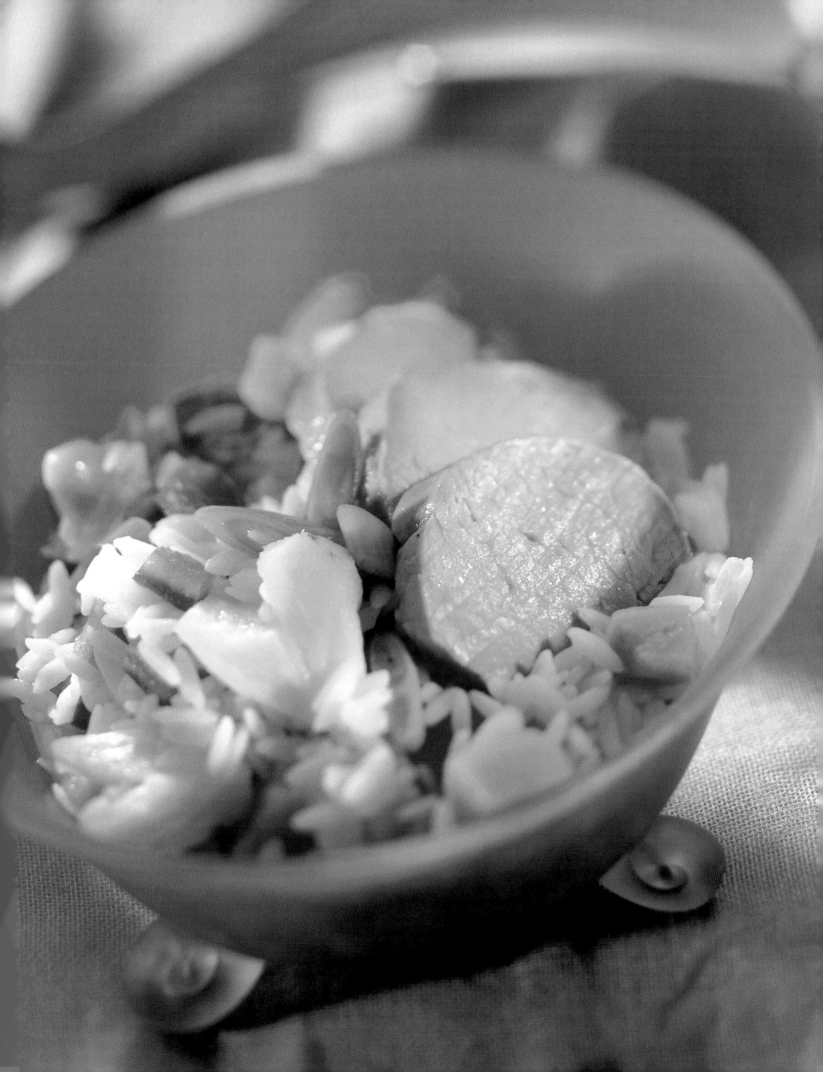

Pechuga de pollo
con hortalizas a la naranja

Todo un clásico: inspirado en el refinado pato a la naranja, aquí
se presenta una versión simplificada con especias orientales.

Ingredientes

4 filetes de **pechuga de pollo**

(aprox. 500 g)

sal · pimienta blanca

4 **naranjas**

⅛ de l de **vino blanco seco**

½ cucharadita de **coriandro**

molido

400 g de **zanahorias**

2 tallos de **apio**

1 **cebolla**

3 cucharadas de **aceite**

⅛ de l de **caldo de pollo**

1 cucharadita de **zumo de limón**

comino molido

canela en polvo

azúcar

2 cucharaditas de **jarabe de arce**

o **miel**

½ manojo de **perejil**

▶▶ **300 kcal, 7 g de grasa**

Preparación

PARA 4 PERSONAS

1 Lave y seque los filetes de pollo y salpiméntelos. Exprima una
naranja, prepare el aliño con el zumo de naranja, dos cucharadas
de vino y el coriandro. Deje adobar la carne unos 20 minutos.

2 Mientras tanto lave y, si es necesario, pele las zanahorias y el
apio. Corte las zanahorias a dados y el apio en rodajas finas. Pele
la cebolla, píquela finamente y sofríala en la mitad del aceite.
Añada las zanahorias y el apio y sofríalo todo. Vierta el caldo,
el vino restante y el zumo de limón y sazone con el comino,
la canela y el azúcar. Déjelo cocer con el recipiente tapado
y a fuego lento durante 15 minutos.

3 Dore los filetes de pechuga de pollo en el aceite restante a fuego
moderado por ambas caras, pincélelos con el jarabe de arce
y fríalos por ambas caras durante 10 minutos.

4 Pele y filetee las naranjas restantes; recoja el zumo. Lave, seque el
perejil y pique las hojas. Añada los filetes y el zumo de naranja, así
como el perejil, a la salsa caliente y salpimiente. Corte la carne en
lonchas y acompáñela con la salsa.

Quien lo desee, añadirá unas cuantas
nueces al plato y decorará con cáscara
de naranja cortada en tiras muy finas
o extraídas con el acanalador de cítricos.

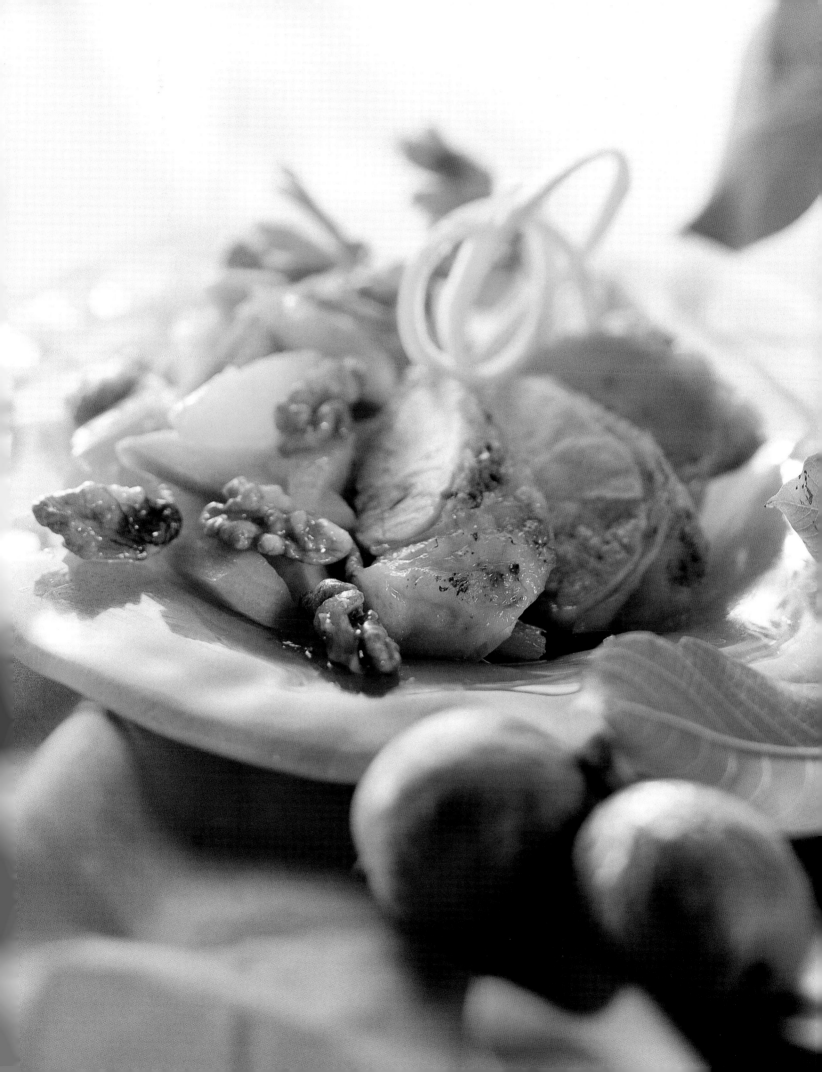

Pollo asado
con setas y hortalizas

Preparación
PARA 4 PERSONAS

1 Prepare y lave las setas, y pele o raspe las hortalizas. Córtelas en trozos pequeños.

2 Cuartee el pollo. Dore las setas en una sartén con el aceite a fuego vivo, retírelas y resérvelas. Frote los cuartos de pollo con sal y pimienta, dórelos en el aceite de las setas, retírelos y resérvelos.

3 Dore las escalonias, el ajo, el apio y las zanahorias sin dejar de remover; añada la aguaturma y las patatas y prosiga la cocción. Vierta el vino y deje cocer a fuego lento.

4 Añada el pollo y el caldo a la cacerola, así como las hojas de laurel, y sazone con sal, pimienta y tomillo. Tápelo y déjelo cocer durante unos 40 minutos. Cinco minutos antes de finalizar la cocción añada los guisantes, y las setas al final de la cocción. Distribuya el pollo con las hortalizas sobre una fuente. Si lo desea, decórelo con hojas de eneldo.

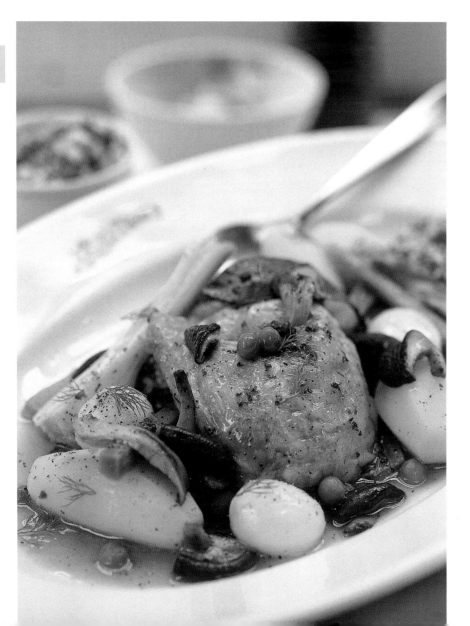

Ingredientes

50 g de **setas silvestres** variadas

10 **escalonias**

4 dientes de **ajo**

3 tallos de **apio**

2 **zanahorias**

100 g de **aguaturmas**

200 g de **patatas** pequeñas

1 **pollo** limpio (aprox. 1 kg)

sal · pimienta recién molida

1 cucharada de **aceite**

150 ml de **vino blanco seco**

½ l de **caldo vegetal**

2 hojas de **laurel**

1 cucharadita de **tomillo** seco

50 g de **guisantes** (congelados)

435 kcal, 20 g de grasa

Ingredientes

1 cabeza de **ajo**

750 g de **solomillo de buey** o **ternera**

sal

pimienta recién molida

1 cucharada de **mantequilla**

1 **escalonia**

1 cucharada de **aceite de oliva**

1 cucharada de **tomate frito**

1 lata pequeña de **tomates** pelados (240 g peso escurrido)

azúcar

salsa tabasco

1 **limón**

280 kcal, 10 g de grasa

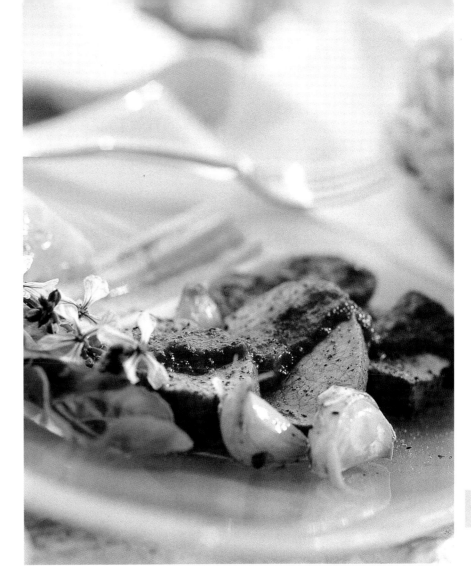

Solomillo de buey
con salsa de tomate

Preparación
PARA 4 PERSONAS

1 Precaliente el horno a 200 °C. Separe los dientes de la cabeza de ajo pero no los pele.

2 Frote el solomillo con sal y pimienta. Derrita la mantequilla en una sartén y dore el solomillo a fuego vivo por ambas caras. Póngalo con los dientes de ajo sobre una placa de hornear y hornéelos unos 25 minutos en el centro del horno. Déjelo reposar en el horno apagado y abierto.

3 Para la salsa de tomate, pele la escalonia, píquela finamente y sofríala en el aceite de oliva hasta que esté transparente. Añada el tomate frito y los tomates con su jugo. Machaque ligeramente los tomates con un tenedor y sazónelos con sal, pimienta, azúcar y unas gotas de tabasco. Deje hervir la salsa sin taparla unos 10 minutos.

4 Trocee el solomillo, acompáñelo con los ajos y la salsa de tomate y adórnelo con gajos de limón.

Pierna de ternera
con zanahorias y puerro

Lo bueno requiere su tiempo: los asados no son para los impacientes, aunque como recompensa a la paciencia obtendrá un delicioso y jugoso plato de carne.

Ingredientes

1 cebolla

300 g de **zanahorias**

400 g de **puerro**

4 **bistecs de babilla de ternera**

(150 g c/u)

sal

pimienta recién molida

2 cucharadas de **aceite**

100 ml de **vino blanco**

½ l de **caldo vegetal**

2 cucharaditas de **maicena**

50 g de **crema acidificada**

▸▸ **346 kcal, 17 g de grasa**

52

Preparación
PARA 4 PERSONAS

1 Pele la cebolla y píquela finamente. Pele la zanahoria y córtela en trozos pequeños. Prepare y lave el puerro y córtelo en tiras.

2 Sazone la pierna de ternera con sal y pimienta. Caliente el aceite en una cacerola grande y dore la carne. Añada las cebollas y sofríalas brevemente. Rócielo todo con el vino, añada el caldo, tápelo y déjelo cocer y a fuego lento durante una hora.

3 Añada las zanahorias y prosiga la cocción durante unos 10 minutos. Deslíe la maicena en un poco de agua, añádala a la cacerola y ligue con ella la salsa.

4 Añada el puerro, déjelo cocer brevemente y retire el recipiente del fuego. Mezcle la crema acidificada con la salsa y sazónela. Si lo desea, adorne la preparación con ramas de tomillo y sírvala con patatas.

Este plato es una especialidad de la cocina austríaca. La carne de esta parte de la ternera requiere largos tiempos de cocción, pero mantiene su forma típica.

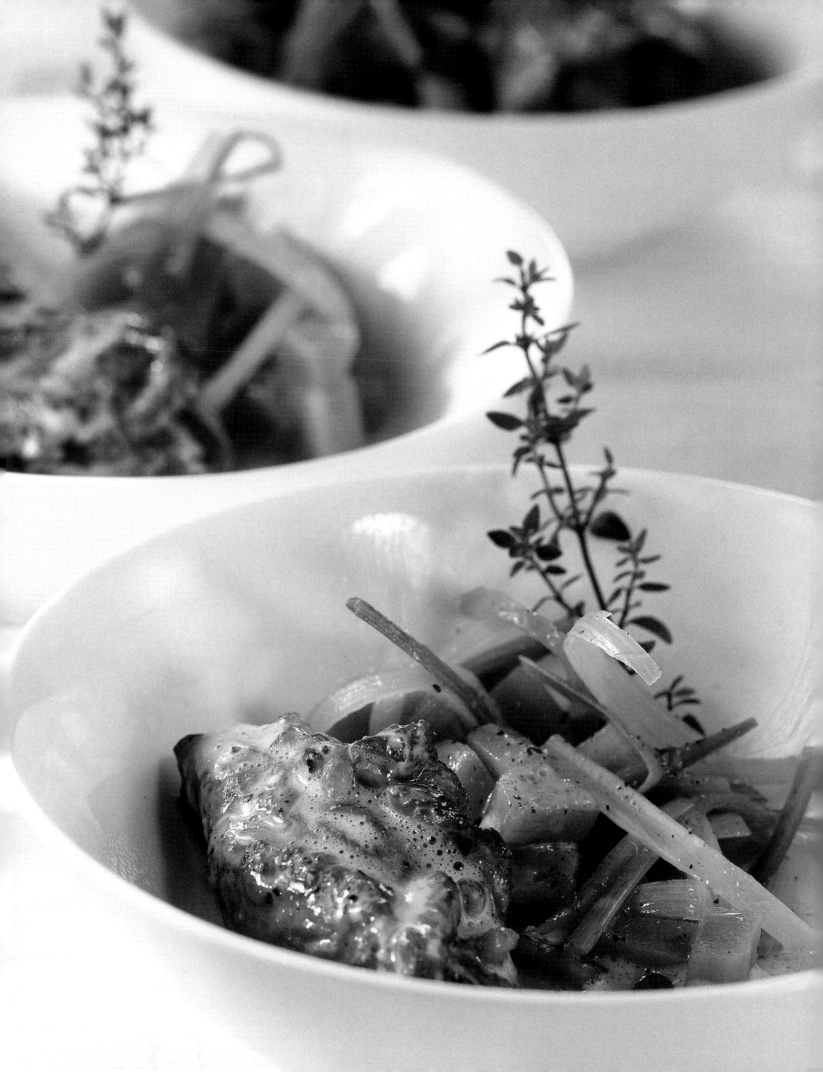

Rollitos de ternera
con espinacas y mozzarella

Preparación
PARA 4 PERSONAS

1 Lave las espinacas y blanquéelas en abundante agua salada durante unos 5 minutos. Viértalas en un colador y déjelas escurrir. Seque los escalopes y aplánelos uniformemente. Pele y prense el ajo. Reparta el ajo sobre los escalopes y sazone con sal y pimienta. Extienda el jamón sobre los escalopes.

2 Exprima toda el agua de las espinacas y repártalas sobre los escalopes. Corte la mozzarella en dados y distribúyala

sobre las espinacas. Enrolle los escalopes y sujete ambos extremos con palillos de madera. Enharine los rollitos.

3 Caliente la mantequilla en una sartén y dore los rollitos durante unos 5 minutos. Añada el caldo poco a poco, tápelo y déjelo cocer a fuego lento durante unos 20 minutos.

4 Sirva los rollitos con la salsa y si lo desea adórnelos con gajos de tomate y hojas de albahaca.

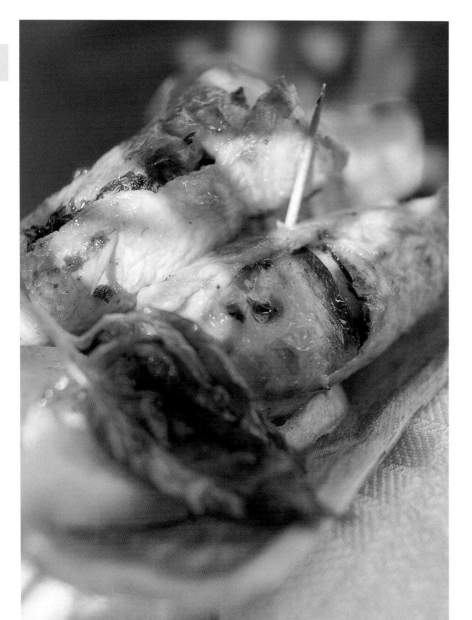

54

Ingredientes

350 g de **espinacas**

sal

8 **escalopes de ternera** pequeños y finos

2-3 dientes de **ajo**

pimienta recién molida

8 lonchas finas de **jamón serrano**

1 **mozzarella** (125 g)

2 cucharadas de **harina**

1 cucharada de **mantequilla**

1 cucharada de **aceite de oliva**

400 ml de **caldo vegetal**

315 kcal, 13 g de grasa

Ingredientes

2 espaldas de **conejo** (aprox. 800 g)

sal

pimienta recién molida

1 cucharada de **harina**

500 g de **cebollas** pequeñas

4 dientes de **ajo**

2 cucharadas de **aceite de oliva**

¼ de l de **vino tinto**

2 hojas de **laurel**

1 trozo de **canela en rama**

3 **clavos**

½ cucharadita de **tomillo** seco

500 g de **tomates**

1 cucharada de **vinagre de vino tinto**

2 cucharadas de **tomillo** fresco picado

353 kcal, 8 g de grasa

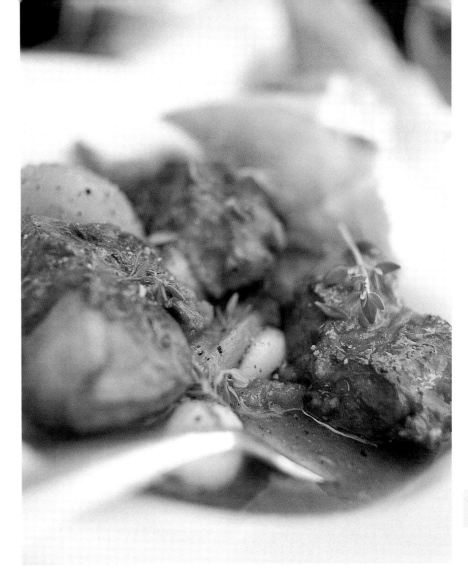

Estofado
de conejo con tomillo

Preparación
PARA 4 PERSONAS

1 Corte el conejo en trozos de unos 5 cm de grosor. Salpimiéntelos y enharínelos. Pele las cebollas y cuartéelas. Pele el ajo y córtelo en láminas finas.

2 Caliente el aceite, dore la carne por ambas caras y retírela. Sofría las cebollas y después el ajo hasta que estén dorados y añada la carne. Moje con la mitad del vino y añada las especias secas. Tape y deje cocer a fuego lento durante una hora; vaya añadiendo el resto del vino poco a poco.

3 Escalde, pele y corte los tomates por la mitad y elimine las semillas. Corte luego la carne en trozos pequeños. Añada el tomate a la carne y déjela cocer 30 minutos más. Sazone con sal, pimienta y vinagre y decore el estofado con el tomillo fresco.

Chuleta de cordero
con mantequilla a las hierbas

Un sabor mediterráneo proporcionado por el aroma
de la carne a la parrilla y las hierbas frescas.

Ingredientes

12 chuletas de **cordero**

sal

pimienta recién molida

1 **nuez de jengibre**

2 vainas de **cardamomo verdes**

2 **chiles rojos**

½ cucharadita de **pimienta** en grano

½ cucharadita de **canela** en polvo

nuez moscada recién rallada

2 cucharadas de **mantequilla**

2 cucharadas de **aceite de nueces**

2 dientes de **ajo**

2 cucharadas de **perejil** picado

1 cucharada de **menta** picada

56

240 kcal, 14 g de grasa

Preparación

PARA 4 PERSONAS

1 Lave y seque las chuletas. Retire los bordes de grasa y salpimiente. Pele y ralle el jengibre. Abra las vainas de cardamomo y maje las semillas con los chiles y los granos de pimienta en el mortero. Añada la canela en polvo y la nuez moscada.

2 Caliente la mantequilla y el aceite de nueces en una sartén pequeña. Añada el ajo pelado y prensado y la mezcla de especias, remueva e incorpore el perejil y la menta y déjelo enfriar. Pincele las chuletas por ambas caras con la mantequilla de especias y déjelas macerar hasta el momento de asarlas.

3 Encienda la parrilla eléctrica o la de carbón. Ase las chuletas por cada lado de 6 a 8 minutos o hasta que estén doradas pero con el interior ligeramente rosado. Mientras tanto, caliente el resto de la mantequilla especiada. Disponga las chuletas asadas sobre platos precalentados y rocíelas con la mantequilla caliente. Si lo desea, adórnelas con hojas de perejil y gajos de limón y sírvalas con arroz.

Combínelo con un *tsatsiki* de espinacas: mezcle 150 g de espinacas escaldadas y picadas groseramente con 150 g de queso fresco (20 % m. g.), 150 g de yogur y 1 cucharada de zumo de limón. Sazone con sal y canela en polvo.

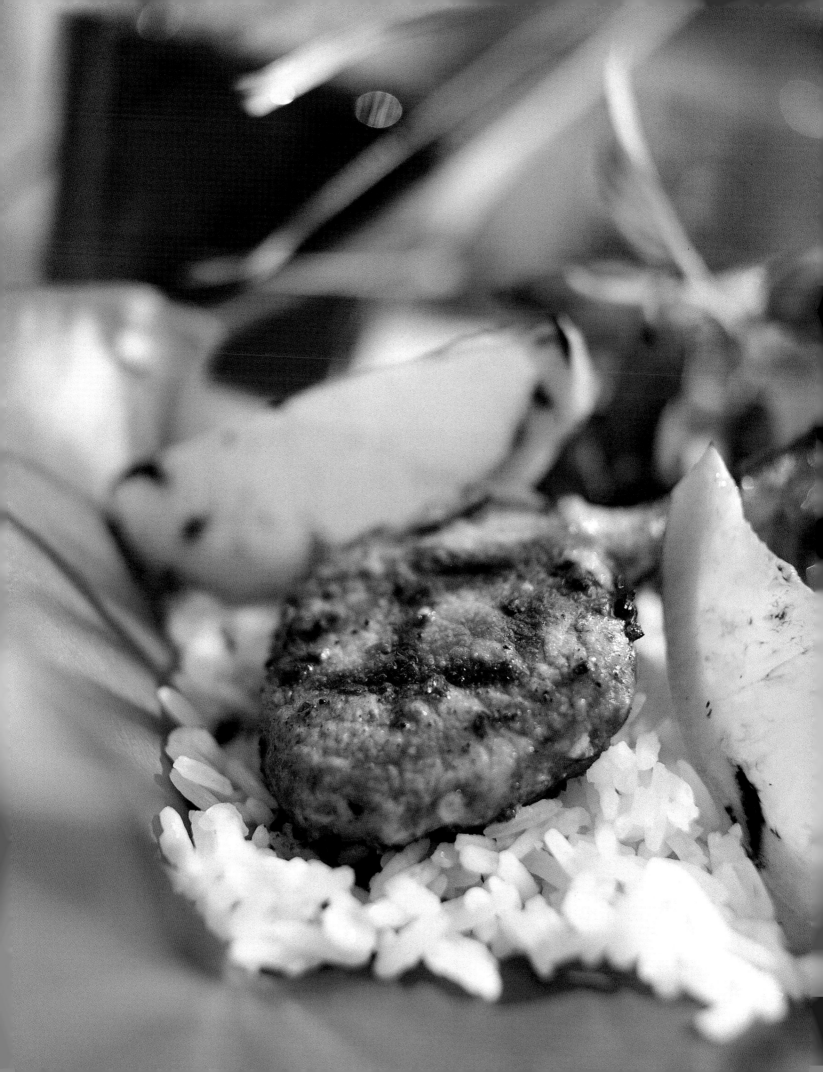

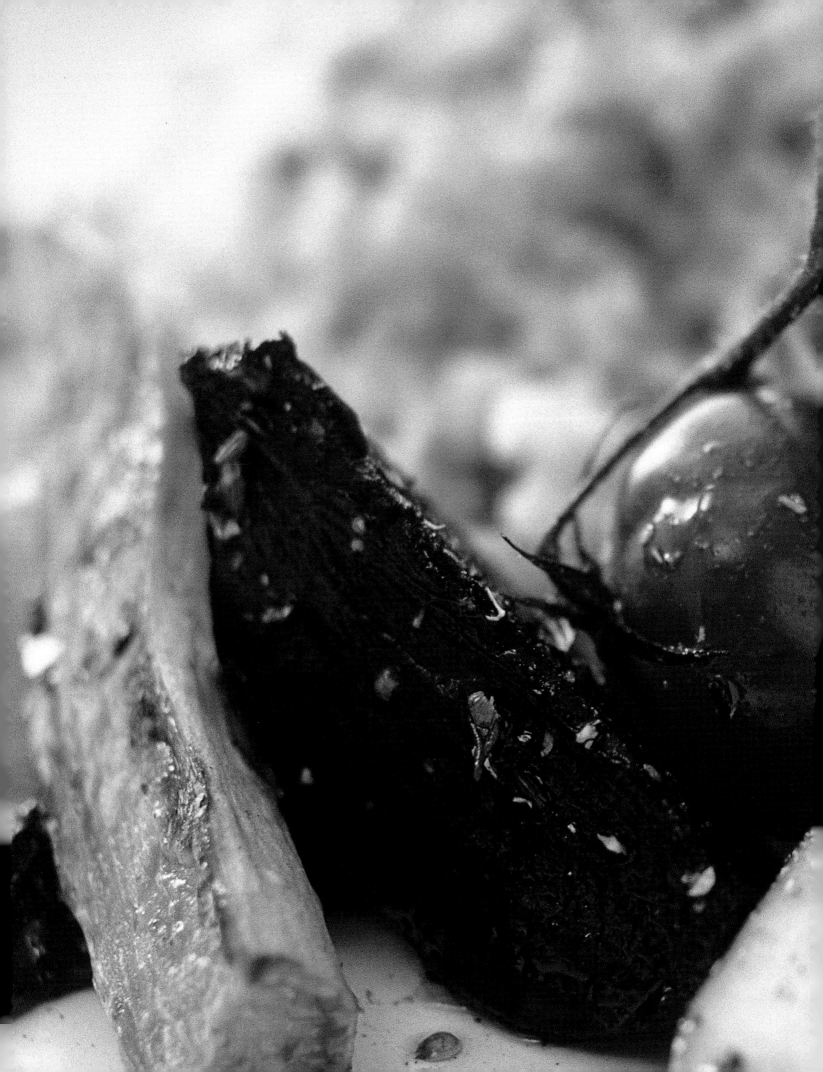

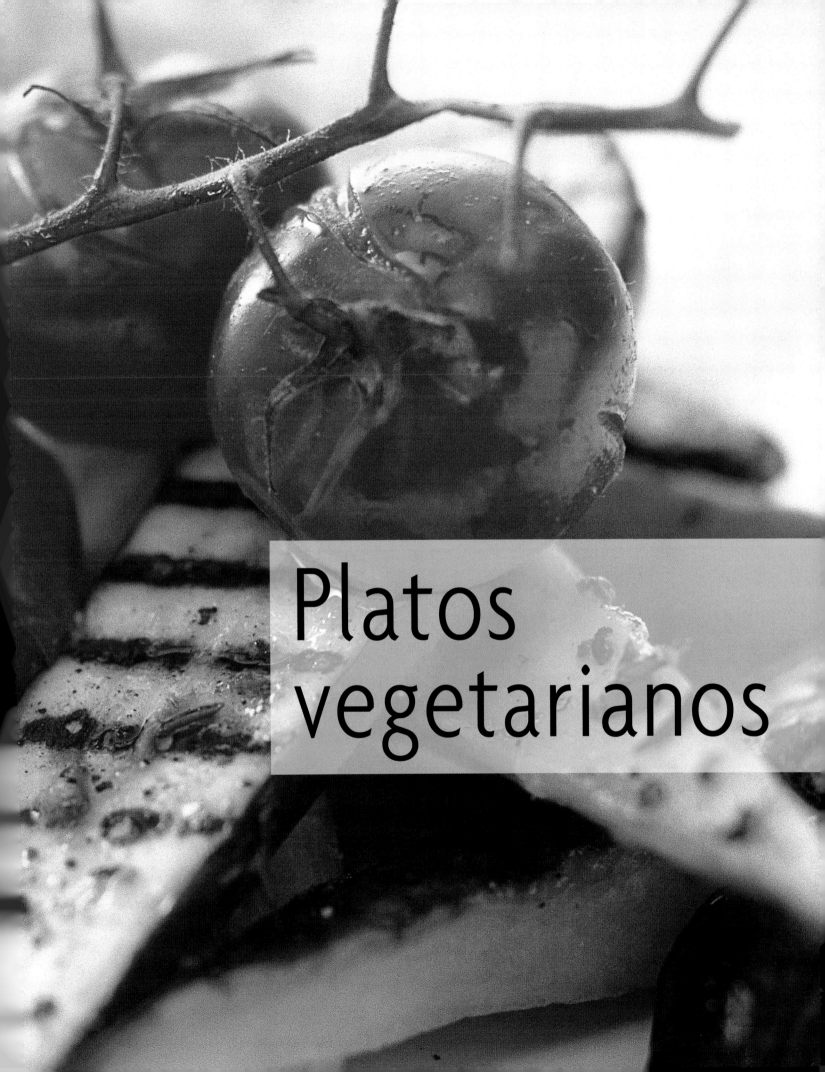

Platos
vegetarianos

Ensalada de hinojo
y pimiento a la crema

Disfrute de la ligereza de este plato: un popurrí de verduras de colores acompañado por una delicada crema.

Ingredientes

2 **hinojos** pequeños

2 **pimientos** · 2 **zanahorias**

2 **patatas** grandes

1 **puerro**

2 **escalonias**

2 cucharadas de **mantequilla**

800 ml de **caldo vegetal**

1 **limón**

2 cucharadas de **crema**

acidificada

½ cucharadita de **pimentón**

2 cucharadas de **crema de leche**

sal

pimienta recién molida

250 kcal, 11 g de grasa

Preparación
PARA 4 PERSONAS

1 Prepare y lave el hinojo, córtelo longitudinalmente y luego en tiras transversales. Corte los pimientos a lo largo, elimine las semillas y córtelos a dados.

2 Prepare, pele y corte las zanahorias en tiras finas longitudinales. Lave las patatas, pélelas y córtelas en dados. Prepare el puerro, córtelo longitudinalmente, lávelo a fondo y córtelo en anillos. Pele las escalonias y córtelas en anillos.

3 Derrita la mantequilla en una sartén grande, añada las hortalizas preparadas y sofríalas a fuego medio durante 5 minutos. Luego mójelas con el caldo y déjelas cocer a fuego lento durante unos 10 minutos.

4 Lave el limón con agua caliente, séquelo y ralle unas dos cucharaditas de corteza. Mezcle la corteza, la crema acidificada, el pimentón y la crema con las hortalizas, salpimiente y sirva.

Ningún otro método de cocción conserva tan bien el sabor de los alimentos como el rehogado. Ya que durante la cocción las vitaminas y los minerales pasan al agua de cocción, emplee esta agua en la medida de lo posible.

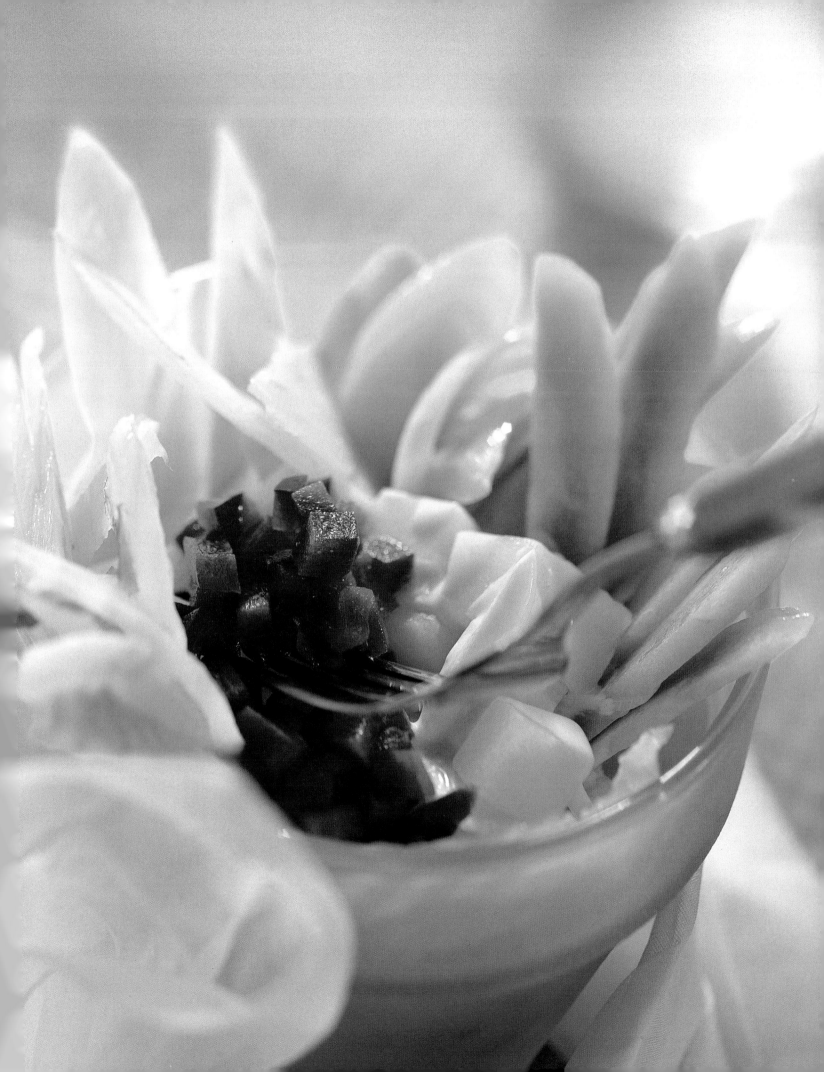

Risotto de calabaza
a la salvia

Preparación
PARA 4 PERSONAS

1 Precaliente el horno a 175 °C. Recorte una tapadera en una calabaza con un cuchillo grande. Vacíe la calabaza con una cuchara; vaya con cuidado de no romper las paredes. Pele la segunda calabaza, elimine las semillas y trocee la pulpa.

2 Envuelva la pulpa de calabaza (unos 600 g) en papel de aluminio y hornéela 30 minutos. Pele la cebolla y píquela finamente. Derrita la mantequilla en una cacerola y sofría las cebollas. Añada el arroz y sofríalo hasta que esté transparente. Añada poco a poco el caldo hirviendo sin dejar de remover. Cuando el arroz lo haya absorbido por completo, ya estará cocido (tiempo total de cocción unos 30 minutos). Añada los trozos de calabaza 10 minutos antes de finalizar la cocción.

3 Antes de servir, mezcle el *risotto* con la mantequilla restante y el parmesano. Salpimiente. Sirva el *risotto* en la calabaza vacía y decórelo con las hojas de salvia.

62

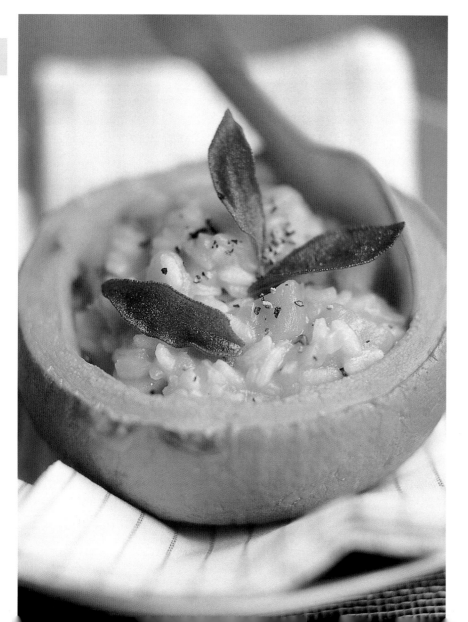

Ingredientes

2 **calabazas** pequeñas (800 g cada una)

1 **cebolla**

2 cucharadas de **mantequilla**

300 g de **arroz de grano redondo**

¼ de l de **caldo vegetal**

40 g de **parmesano** recién rallado

sal

pimienta recién molida

unas hojas de **salvia**

400 kcal, 9 g de grasa

Ingredientes

4 **cebollas** grandes

2 cucharadas de **mantequilla**

2 cucharadas de **vino de Madeira**

2 cucharadas de **pasas**

2 cucharadas de **piñones**

2-3 cucharadas de **pan rallado**

3-4 ramas de **salvia**

4-5 cucharadas de **caldo vegetal**

180 kcal, 8 g de grasa

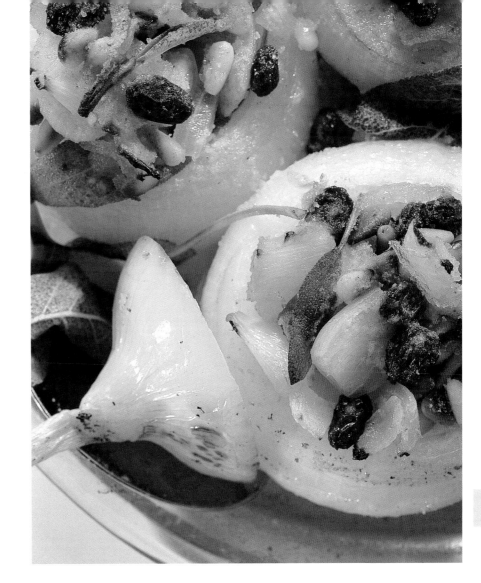

63

Cebollas rellenas
con piñones y pasas

Preparación
PARA 4 PERSONAS

1 Pele las cebollas y hiérvalas en agua salada unos 15 minutos. Viértalas en un colador y déjelas escurrir. Corte una tapadera y vacíe las mitades inferiores con una cuchara pequeña.

2 Pique la cebolla extraída. Derrita la mantequilla en una sartén y sofría la cebolla picada. Añada el vino y las pasas y déjelo hervir unos minutos. Precaliente el horno a 180 °C.

3 Lave y seque la salvia, separe las hojas de los tallos y píquelas finamente. Tueste los piñones en una sartén antiadherente sin grasa. Añádalos junto con la salvia picada y el pan rallado a la mezcla de cebollas, sale y rellene las mitades de cebolla.

4 Coloque las cebollas en un molde engrasado y cúbralas con las tapas. Vierta el caldo, esparza por encima unos copos de mantequilla y hornee durante 45 minutos.

Polenta con costra
de hortalizas

Saludos desde Italia: la dorada sémola de maíz con hortalizas
y hierbas aromáticas garantiza un recuerdo veraniego a su paladar.

Ingredientes

¼ de cucharadita de **tomillo** seco

¼ de cucharadita de **orégano** seco

2 cucharadas de **aceite de oliva**

½ l de **caldo vegetal**

160 g de **polenta** (sémola de

maíz)

grasa para el horno

1 **cebolla**

2 dientes de **ajo**

1 **pimiento rojo**

½ cucharadita de **pimentón dulce**

2 pizcas de **pimienta de Cayena**

sal

pimienta recién molida

80 g de **queso** tipo gruyère

(en trozo)

1 **limón**

2 cucharadas de **perejil** picado

2 cucharadas de **romero**

200 g de **calabacines**

289 kcal, 9 g de grasa

Preparación

PARA 4 PERSONAS

1 Caliente una cucharada de aceite en una cacerola y sofría
brevemente el tomillo y el orégano. Añada el caldo y después
la polenta sin dejar de remover, deje hervir 3 minutos, apague
el fuego y déjela reposar 10 minutos. Extienda la polenta
en una fuente refractaria engrasada.

2 Pele y pique la cebolla y el ajo. Corte el pimiento en sentido
longitudinal, elimine las semillas, lávelo y córtelo en dados
pequeños.

3 Caliente el aceite restante en una sartén y sofría la cebolla,
el ajo y el pimiento. Sazone con pimentón, pimienta de Cayena,
sal y pimienta. Precaliente el horno a 200 °C.

4 Ralle el queso. Lave el limón con agua caliente, séquelo y ralle
la cáscara. Añada la ralladura, el queso, el perejil y el romero
a la mezcla de hortalizas.

5 Lave el calabacín y córtelo en tiritas lo más finas posible.
Sazónelo con una a dos cucharadas de zumo de limón y sal
y repártalo sobre la polenta. Distribuya también la mezcla
de pimientos sobre el de calabacín. Cueza la polenta en el
centro del horno de 20 a 25 minutos o hasta que esté crujiente.

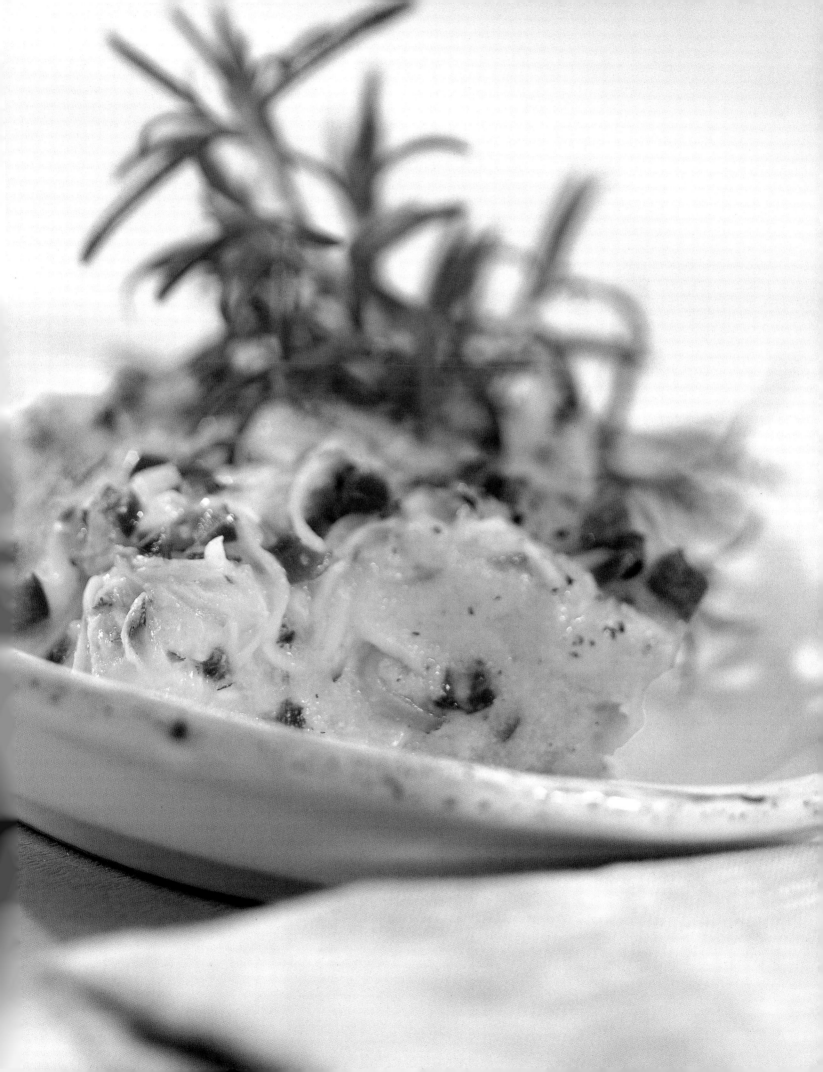

Lentejas con tomate
y tallarines

Un esfuerzo mínimo y un gran resultado: este refinado plato con tomate,
vino blanco y lentejas no sólo entusiasmará a los aficionados a la pasta.

Ingredientes

1 **cebolla**

2 dientes de **ajo**

1 manojo de **hortalizas** para caldo

2 cucharadas de **mantequilla**

150 g de **lentejas** verdes

1 lata grande de **tomates** pelados

(500 g de peso escurrido)

⅛ de l de **vino tinto**

1 hoja de **laurel**

1 rama de **tomillo**

azúcar

sal

pimienta recién molida

500 g de **tallarines**

½ manojo de **perejil**

⏩ **665 kcal, 7 g de grasa**

Preparación

PARA 4 PERSONAS

1 Pele la cebolla y los ajos y píquelos finamente. Prepare
las hortalizas para caldo, pélelas y píquelas.

2 Derrita la mantequilla en una sartén. Sofría la cebolla, el ajo,
las hortalizas y las lentejas sin dejar de remover.

3 Añada los tomates pelados (jugo incluido), el vino tinto, la hoja
de laurel y la rama de tomillo lavada. Sazone con un poco de
azúcar, sal y pimienta. Tápelo todo y déjelo cocer a fuego medio
25 minutos o hasta que las lentejas estén cocidas.

4 Hierva los tallarines en abundante agua salada según las
instrucciones del fabricante hasta que estén al dente. Escúrralos
en un colador.

5 Lave y seque el perejil, separe las hojas de los tallos y píquelas.
Saque la hoja de laurel y el tomillo. Sazone con sal y pimienta
y añada el perejil. Distribuya las lentejas con la pasta en una
fuente o en platos. Si lo desea, decore con tomillo y perejil.

**Las lentejas, conocidas desde la
antigüedad, son un alimento esencial
en muchos países. Las lentejas verdes
tienen un sabor muy agradable.**

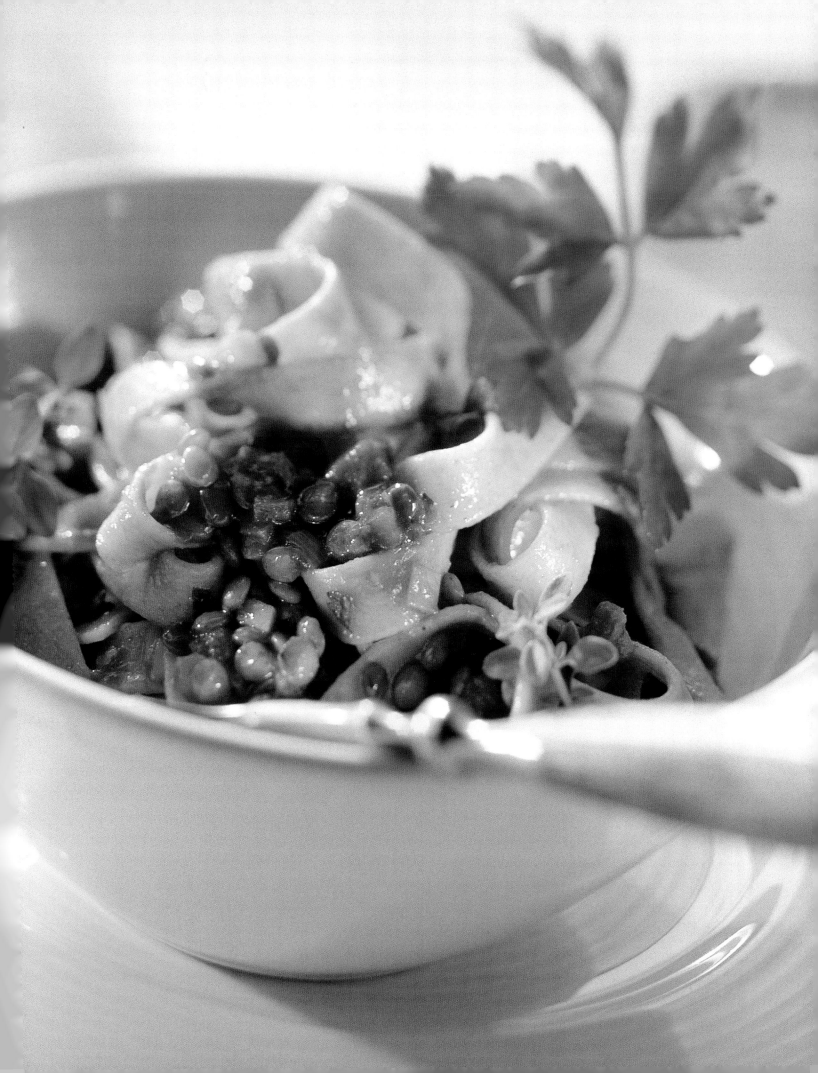

Berenjenas gratinadas
y espaguetis

Preparación
PARA 4 PERSONAS

1 Prepare y lave la berenjena, córtela en 8 rodajas de unos 2 cm de grosor, sálela y rocíela con el zumo de limón. Tápela con una película de plástico y déjela reposar 30 minutos.

2 Precaliente el horno a 180 °C. Corte el queso a dados muy pequeños. Pele la cebolla y el ajo y píquelos finamente. Lave y seque las hierbas, pique las hojas y mézclelas con las cebollas, el ajo y el queso.

3 Seque las rodajas de berenjena con papel de cocina, sazónelas con pimienta y colóquelas unas junto a otras sobre una placa de hornear ligeramente engrasada. Lave los tomates, cuartéelos y dispóngalos sobre las berenjenas. Reparta por encima la mezcla de hierbas y queso y hornee de 25 a 30 minutos.

4 Mientras tanto, hierva los espaguetis en abundante agua salada según las instrucciones del fabricante hasta que estén al dente. Escúrralos y sírvalos con las berenjenas.

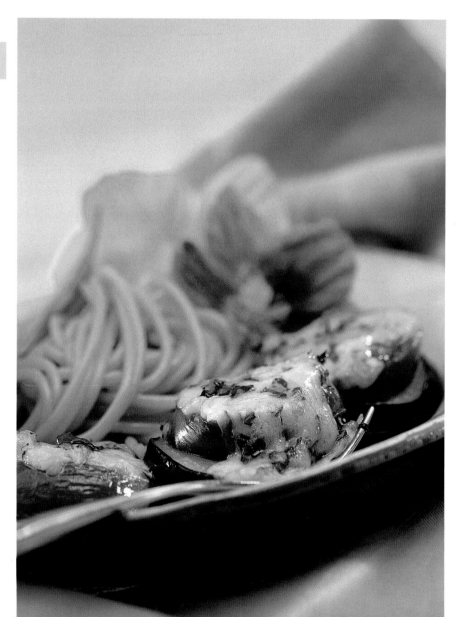

Ingredientes

1 **berenjena** grande (unos 500 g)

1 cucharadita de **zumo de limón**

½ cucharadita de **sal de hierbas**

75 g de **queso tipo gruyère** (45 % m. g.)

1 **cebolla** pequeña · 2 dientes de **ajo**

2 ramas de **albahaca**

2 ramas de **orégano**

pimienta recién molida

un poco de **grasa** para el molde

2 **tomates**

300 g de **espaguetis**

380 kcal, 8 g de grasa

Ingredientes

500 g de **conchitas**

sal

500 g de **brécoles**

4 dientes de **ajo**

2 **chiles rojos**

4 cucharadas de **aceite de oliva**

pimienta recién molida

40 g de **parmesano** recién rallado

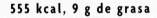

555 kcal, 9 g de grasa

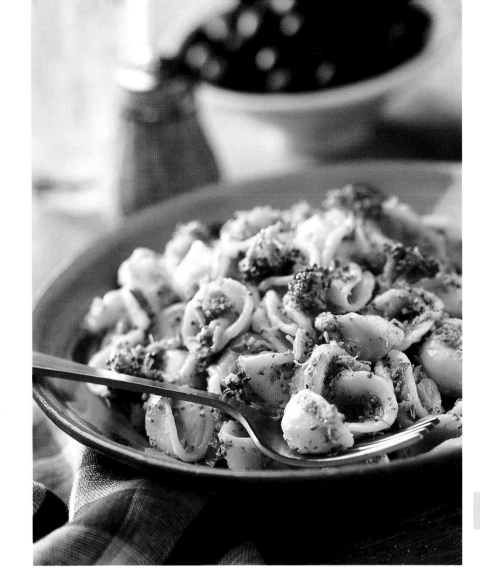

Conchitas
con brécoles

Preparación
PARA 4 PERSONAS

1 Hierva la pasta en abundante agua salada según las instrucciones del fabricante. Escúrrala en un colador.

2 Prepare y lave el brécol y sepárelo en ramitos. Escáldelos en abundante agua salada durante unos 4 minutos. Escúrralos en un colador. Mezcle el brécol con la pasta.

3 Pele y pique el ajo. Corte los chiles por la mitad a lo largo, elimine las semillas, lávelos y píquelos. Caliente el aceite de oliva con el ajo y los chiles en el recipiente donde coció la pasta. Saltee la pasta y los brécoles y sazone con sal y pimienta.

4 Sirva las conchitas en platos precalentados y acompáñelas con el parmesano.

Ratatouille
horneada a las hierbas

Colorida y sana: una mezcla de verduras mediterráneas con hierbas
provenzales que despierta recuerdos gastronómicos veraniegos.

Ingredientes

2 **pimientos rojos**

2 **pimientos verdes**

1 **calabacín** pequeño

1 **berenjena**

1 **cebolla** grande

400 g de **tomates**

4 dientes de **ajo**

3 cucharadas de **aceite de oliva**

sal

pimienta recién molida

10 g de **hierbas de Provenza** secas

2 cucharadas de **zumo de limón**

¼ de l de **caldo vegetal**

121 kcal, 4 g de grasa

Preparación
PARA 4 PERSONAS

1 Precaliente el horno a 220 °C. Corte los pimientos
longitudinalmente, elimine las semillas, lávelos y trocéelos.
Prepare y lave el calabacín y la berenjena. Corte el calabacín
en rodajas finas y la berenjena en dados grandes.

2 Pele la cebolla y córtela en gajos longitudinales. Lave los tomates,
cuartéelos, elimine las semillas y trocéelos. Pele y pique el ajo
(o si lo desea, déjelo entero sin pelar).

3 Engrase una fuente refractaria con un poco de aceite y añada
las hortalizas preparadas. Sazónelas con la sal, la pimienta
y las hierbas. Rocíelas con el aceite restante y el zumo de
limón y finalmente el caldo.

4 Hornee la *ratatouille* en el centro del horno precalentado unos
30 minutos; dé la vuelta a las hortalizas de vez en cuando. Si lo
desea, espolvoréelas finalmente con romero.

**Quien únicamente haya probado una
ratatouille cocida en cacerola debe
probar esta variante. Los aromas que
se desarrollan en el horno proporcionan
un sabor mucho más intenso.**

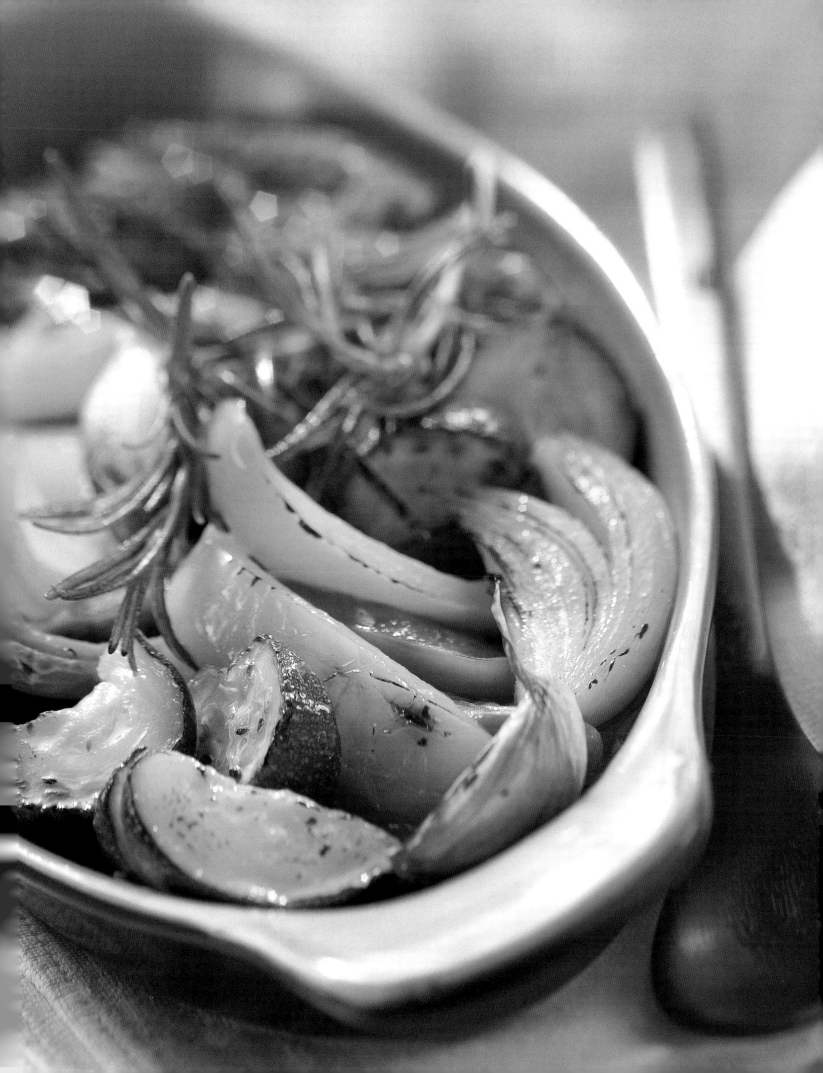

Parrillada de hortalizas
con arroz basmati

Grandes favoritos: el calabacín, las cebollas y los tomates,
directamente de la parrilla a la mesa, convencen a cualquiera.

Ingredientes

100 g de **arroz basmati**

sal

1 **calabacín verde**

1 **calabacín amarillo**

2 **cebollas rojas**

500 g de **tomates cereza**

1 cucharada de **hojas de romero**

1 manojo de **perejil**

pimienta recién molida

zumo de 1 **limón**

4 cucharadas de **aceite de oliva**

1 cucharada de **mantequilla**

177 kcal, 4 g de grasa

Preparación
PARA 4 PERSONAS

1 Enjuague el arroz bajo el chorro del agua fría y cuézalo con el doble de su volumen de agua salada hasta que rompa el hervor y después tapado a fuego lento durante 20 minutos.

2 Prepare y lave los calabacines y según su tamaño cuartéelos longitudinalmente o córtelos en rodajas. Pele las cebollas y córtelas en gajos. Lave y seque los tomates. Pique el romero. Lave y seque el perejil, separe las hojas de los tallos y píquelas finamente.

3 Caliente la parrilla de carbón o eléctrica. Dore las hortalizas sobre la parrilla no demasiado caliente unos 10 minutos; alíñelas mientras con zumo de limón, sal, pimienta, aceite de oliva y romero.

4 Justo antes de servir, mezcle la mantequilla y el perejil picado con el arroz y distribúyalo en los platos junto con las hortalizas.

Muchas hortalizas pueden asarse a la parrilla, sobre todo las más consistentes como las zanahorias, los pimientos y el hinojo. También puede cortar las verduras a trozos, ensartarlas en broquetas y asarlas luego a la parrilla.

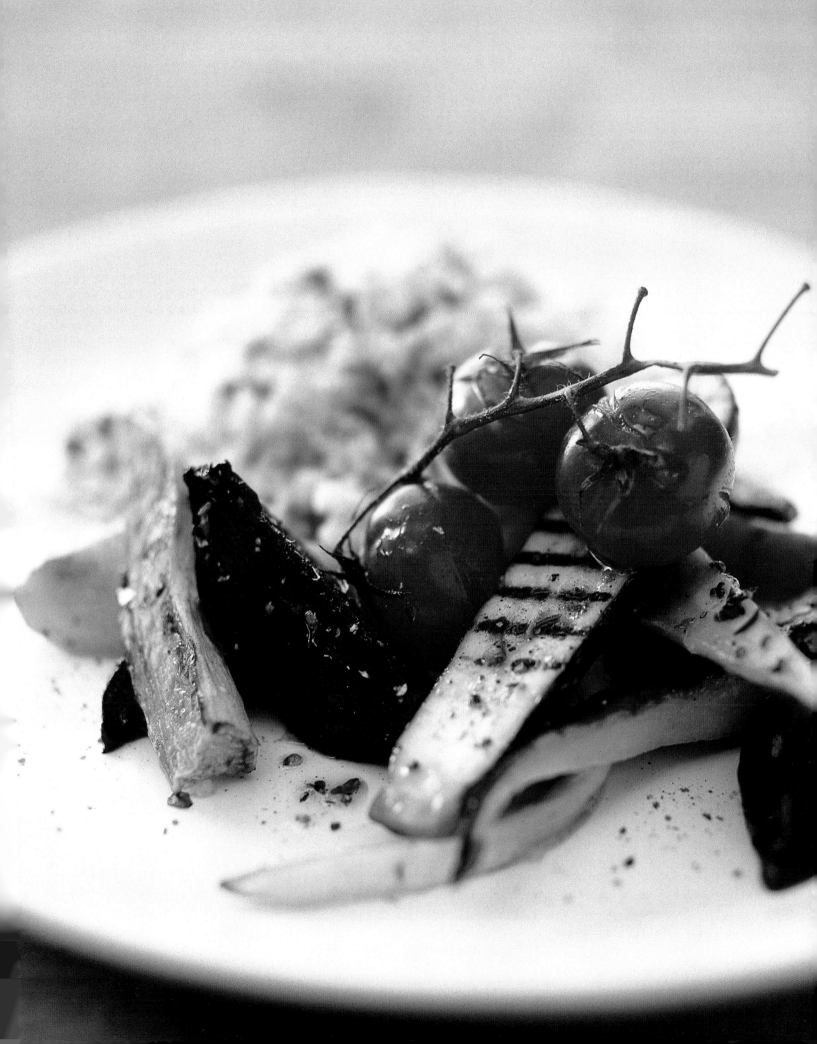

Patatas al horno
con salsa agria

Preparación
PARA 4 PERSONAS

1 Precaliente el horno a 200 °C. Lave las patatas bajo el chorro del agua fría y frótelas con un cepillo para verduras.

2 Envuelva las patatas individualmente en papel aluminio (el lado brillante hacia el interior) y hornéelas sobre la rejilla del horno de 1 a 1½ horas.

3 Mientras tanto, mezcle en un cuenco la crema agria y el yogur. Lave y seque el perejil, separe las hojas de los tallos y píquelas finamente. Mézclelas con la crema agria y sazone con sal, azúcar y pimienta.

4 Saque las patatas del horno. Abra los paquetes, haga un corte en forma de cruz en la parte superior de las patatas y comprímalas de tal manera que se abran. Ponga un poco de salsa agria sobre la patata y sirva el resto en un cuenco. Si lo desea, acompáñelas con una ensalada mixta.

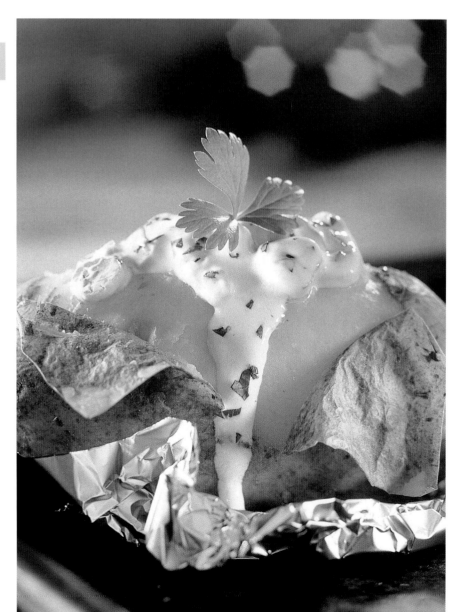

Ingredientes

8 **patatas** grandes

100 g de **crema agria**

200 g de **yogur** entero

½ manojo de **perejil**

sal

azúcar

pimienta recién molida

▶▶ **297 kcal, 7 g de grasa**

Ingredientes

2 **pimientos rojos**

500 g de **tofu**

12 **cebollas** tiernas

250 g de **champiñones** pequeños

1 diente de **ajo**

1 rama de **tomillo**

4 cucharadas de **aceite de oliva**

pimentón

pimienta recién molida

185 kcal, 8 g de grasa

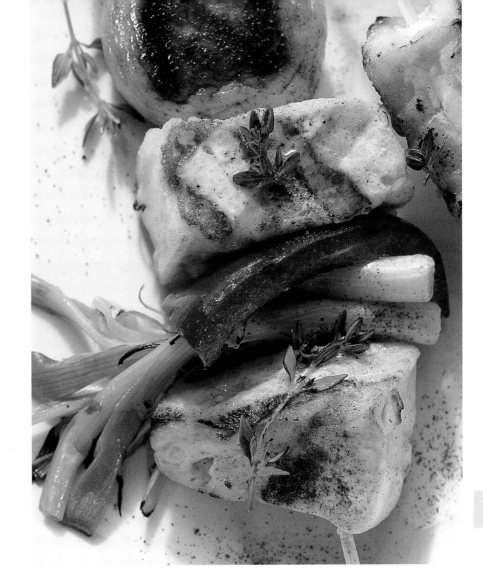

Broquetas
de hortalizas y tofu

Preparación
PARA 4 PERSONAS

1 Encienda el grill del horno y precaliente la parrilla de carbón para que al cabo de 30 minutos las brasas estén a punto.

2 Corte los pimientos longitudinalmente, elimine las semillas y lávelos. Córtelos en dados de 2 cm. Corte el tofu primero en rodajas y después en dados de 3 cm. Prepare y lave las cebollas tiernas y trocéelas.

3 Ensarte trozos alternos de hortalizas, tofu y los champiñones sobre cuatro broquetas de madera. Pele el ajo y píquelo finamente. Lave y seque la rama de tomillo, separe las hojas y píquelas groseramente.

4 Mezcle el aceite de oliva, el ajo, el tomillo, el pimentón y la pimienta. Pincele uniformemente las broquetas con esta mezcla. Áselas en el horno o en la parrilla entre 5 y 8 minutos.

Crêpes
orientales

Un **envoltorio** que se come: las *crêpes* recién hechas mantienen el calor del relleno y constituyen al mismo tiempo un **delicioso** acompañamiento.

Ingredientes

3 **huevos**

275 g de **harina de trigo** · **sal**

350 ml de **leche desnatada**

aprox. 150 ml de **agua mineral**

2 **pimientos rojos**

1 **berenjena** pequeña

1 **calabacín**

150 g de **setas de cardo (orejas)**

50 g de brotes de **soja**

1 nuez de **jengibre**

2 cucharadas de **aceite**

pimienta recién molida

⅛ de l de **caldo vegetal**

2 cucharadas de **vinagre**

1 cucharada de **jarabe de arce** o **miel**

1 cucharadita de **maicena**

2-3 cucharadas de **salsa de soja**

▶▶ **460 kcal, 13 g de grasa**

Preparación
PARA 4 PERSONAS

1 Para las *crêpes*, mezcle enérgicamente los huevos, la harina, un poco de sal y la leche. Añada la suficiente agua mineral hasta obtener una masa con la consistencia de una crema. Tápela y déjela reposar unos 30 minutos.

2 Mientras tanto, prepare y lave los pimientos, la berenjena y el calabacín y córtelos a rodajas finas o tiras, según el caso. Limpie las setas y cuartéelas. Escurra los brotes en un colador. Pele y pique el jengibre.

3 Caliente un poco de aceite en una sartén antiadherente y prepare ocho *crêpes* doradas. Reserve las *crêpes* preparadas en el horno a 50 °C.

4 Sofría el jengibre en el aceite restante. Añada y sofría las rodajas de berenjena y las tiras de pimiento; agregue después los calabacines y las setas y prosiga la cocción sin dejar de remover. Salpimiente. Añada el caldo, el vinagre y el jarabe de arce a las hortalizas. Mezcle la maicena con un poco de agua y utilícela para ligar la salsa. Añada los brotes de soja y sazone con la salsa de soja. Ponga la mezcla sobre un cuarto de la *crêpe*, dóblela dos veces y decórela con hojas de cilantro.

Si tiene prisa, utilice tortillas de trigo preparadas en lugar de las *crêpes* hechas en casa. Así sólo deberá calentarlas en una sartén o en el horno.

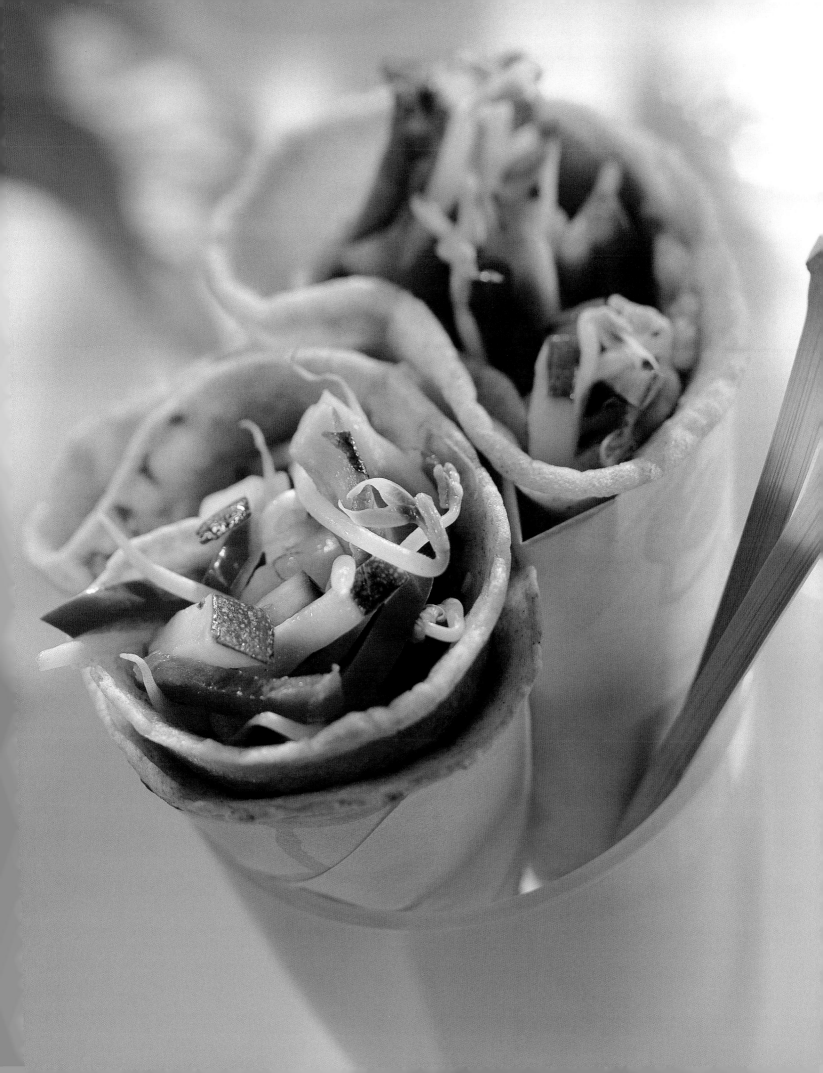

Cuscús vegetal
con mojo de tomate

Ideal como plato principal en verano: el clásico de la cocina del norte
de África se combina con la verdura rehogada y un aliño muy especiado.

Ingredientes

6 tomates

1 cebolla

3 dientes de ajo

1 cucharada de aceite

150 g de yogur cremoso

sal · pimienta recién molida

salsa tabasco

azúcar

400 g de cuscús

2 calabacines

3 zanahorias

1 berenjena pequeña

100 g de judías verdes

100 g de hojas de col blanca

1 chile seco

2 cucharadas de mantequilla

¼ de l de caldo vegetal

100 g de garbanzos (en conserva)

1 pizca de azafrán en polvo

565 kcal, 14 g de grasa

Preparación
PARA 4 PERSONAS

1 Para el mojo de tomate, lave dos tomates, cuartéelos, elimine
las semillas y pique la carne en dados gruesos. Pele la cebolla
y un diente de ajo, píquelos finamente y sofríalos en aceite
caliente hasta que estén transparentes. Añada el tomate picado
y déjelo cocer a fuego medio 10 minutos. Redúzcalo a puré con
la batidora. Añada el yogur cremoso y sazone con sal, pimienta,
tabasco y azúcar. Tape y reserve en un lugar frío.

2 Cubra el cuscús con agua salada hirviendo y déjelo reposar
5 minutos; sepárelo con un tenedor y resérvelo al calor.

3 Prepare y lave el calabacín y córtelo en tiritas gruesas. Lave los
tomates restantes, cuartéelos, elimine las semillas y corte la carne
en trozos pequeños. Limpie y pele las zanahorias y córtela en
dados. Prepare y lave la berenjena y córtela en dados grandes.
Prepare y lave las judías y, si es necesario, córtelas por la mitad.
Lave la col blanca y córtela a tiras. Pele y pique el ajo restante.
Machaque el chile en un mortero.

4 Derrita la mantequilla en una sartén grande y sofría las zanahorias,
las judías y la col 4 minutos. Añada el ajo y el chile, y después
el calabacín y las berenjenas, tape y deje rehogar a fuego lento
4 minutos. Moje con el caldo, añada los tomates y los garbanzos
y deje cocer 5 minutos más. Sazone con sal, pimienta y azafrán.

5 Disponga el cuscús en los platos y cúbralo con las hortalizas.
Si lo desea, decórelo con hojas de perejil o cilantro y acompáñelo
con el mojo de tomate.

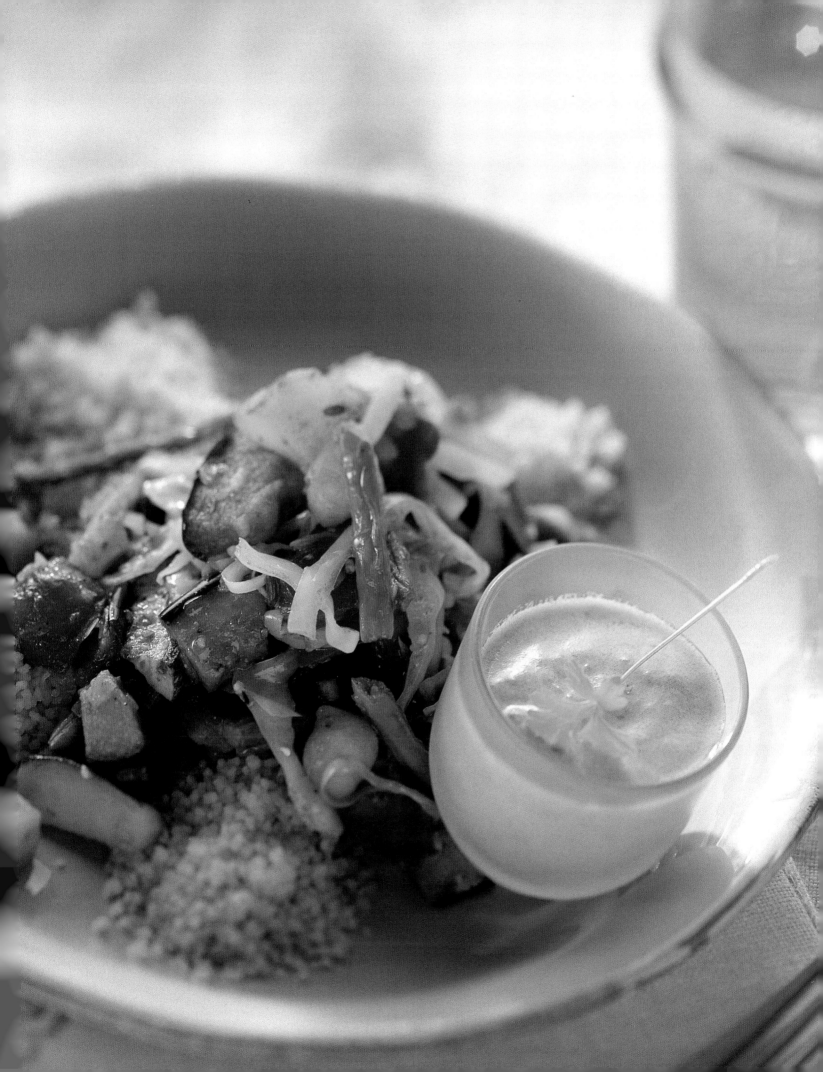

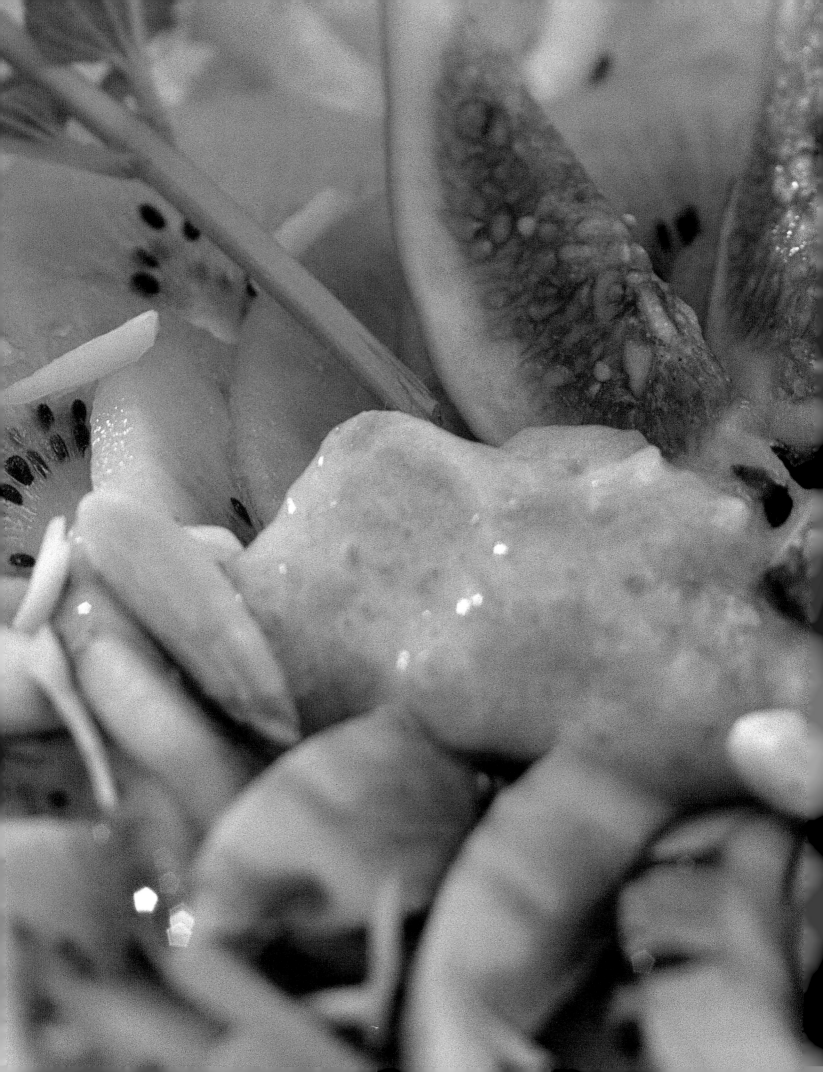

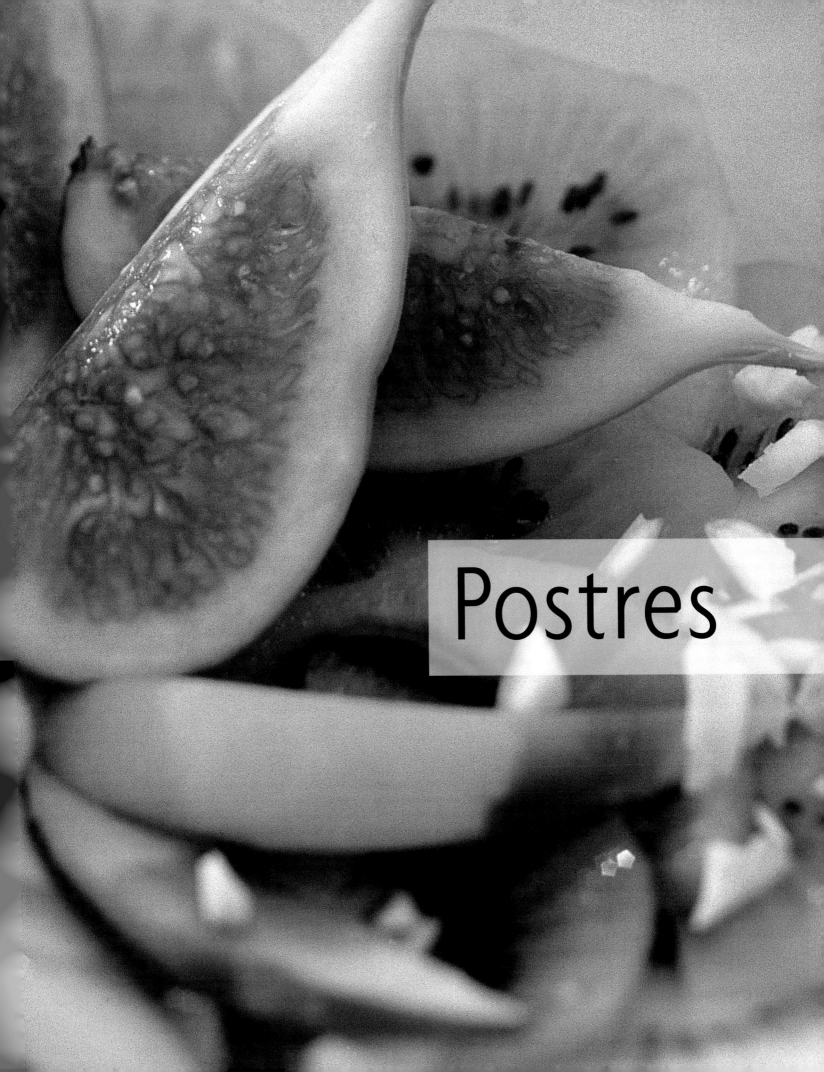

Postres

Crema de yogur
al limón

Frescor puro: esta crema de yogur hecha en casa supera a cualquiera que pueda comprar, tanto en sabor como en contenido vitamínico.

Ingredientes

1 naranja

2 limones

60 g de **azúcar**

500 g de **yogur entero**

2 cucharadas de **licor de naranja**

(Cointreau p. ej.)

1 **lima**

4 ramas de **melisa** (toronjil)

195 kcal, 5 g de grasa

Preparación
PARA 4 PERSONAS

1 Pele la naranja con un cuchillo afilado y elimine también la membrana blanca. Separe los gajos de las membranas y recoja todo el zumo. Exprima los limones.

2 Ponga el azúcar en un plato. Sumerja el borde de cuatro copas de postre en el zumo de limón y después en el azúcar para obtener un borde azucarado.

3 Bata en un cuenco el yogur, el zumo de naranja y de limón, el licor de naranja y el azúcar con una batidora de varillas y llene las copas. Reparta encima los gajos de naranja.

4 Lave la lima con agua caliente, séquela y córtela a rodajas finas. Limpie y seque el toronjil (la melisa) y decore los vasos con la lima y la melisa.

Esta crema de yogur adquirirá un poco más de color si la prepara con una naranja roja o un pomelo rosado. En este caso emplee hojas de menta como decoración.

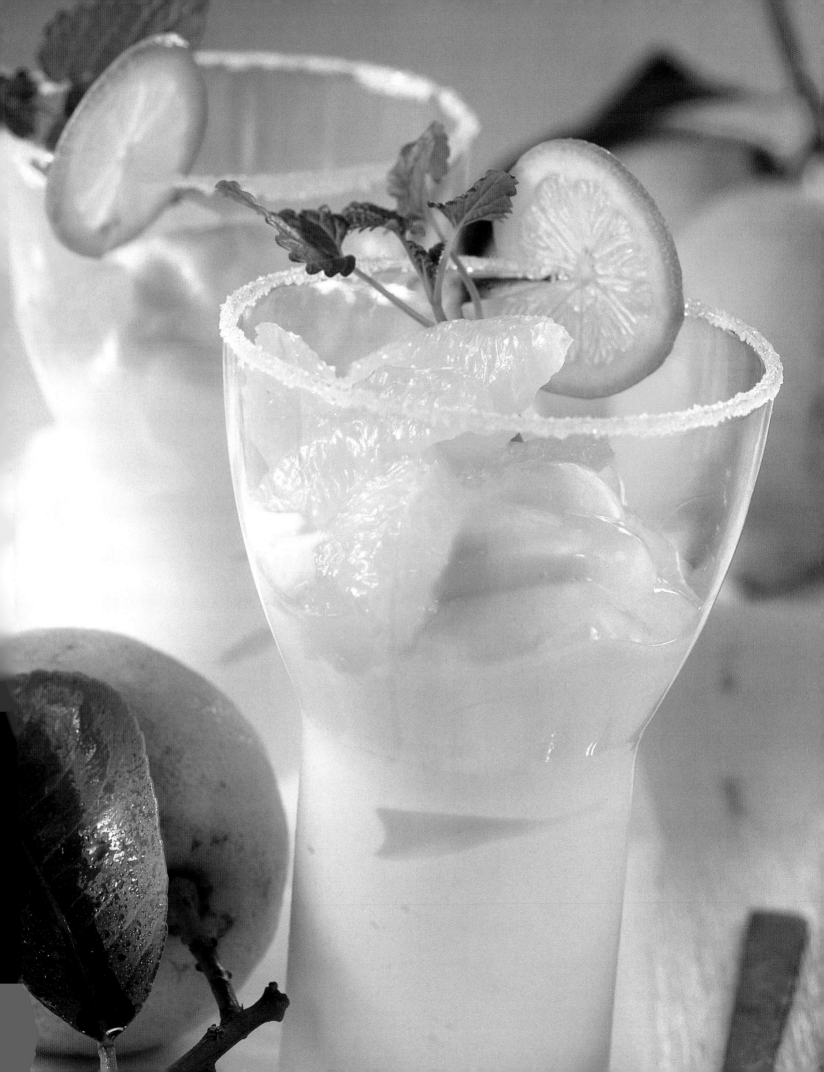

Bayas con sémola
de alforfón

Preparación

1 Hierva la sémola en una cacerola alta con ½ l de agua. Vaya retirando la espuma rojiza con una espumadera.

2 Reduzca el calor y deje cocer la sémola a fuego lento durante 20 minutos; retire el recipiente del fuego y deje reposar la sémola durante 15 minutos.

3 Limpie las bayas y déjelas escurrir en un colador. Separe algunas grosellas o fresas para la decoración.

4 Reparta la mitad de la sémola en cuatro cuencos pequeños, cúbrala con las bayas y reparta la sémola restante.

5 Vierta por encima el zumo de grosellas y decore con las frutas previamente reservadas. Si lo desea, sírvalas espolvoreadas con azúcar lustre.

84

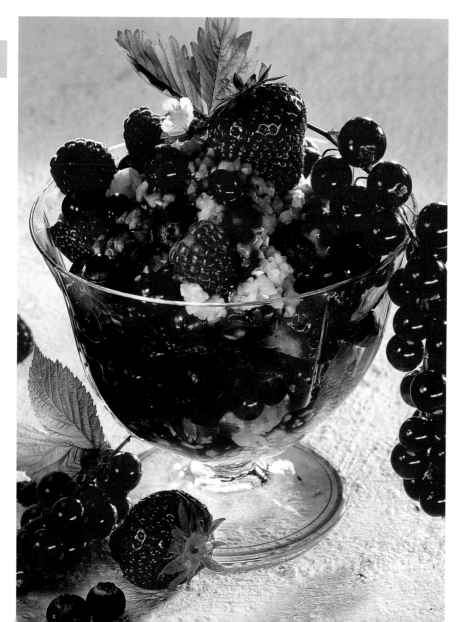

Ingredientes

200 g de **sémola de alforfón**

800 g de **bayas** variadas (grosellas rojas y negras, fresas, frambuesas, moras)

400 ml de **zumo de grosellas rojas**

378 kcal, 1 g de grasa

Ingredientes

250 g de **frutas secas** variadas
(albaricoques, higos, ciruelas, dátiles)

50 g de **uvas pasas**

20 g de cada uno de los siguientes frutos
secos: **almendras**, **piñones** y **pistachos**
pelados

3 cucharadas de **azúcar**

100 g de **yogur cremoso**

334 kcal, 11 g de grasa

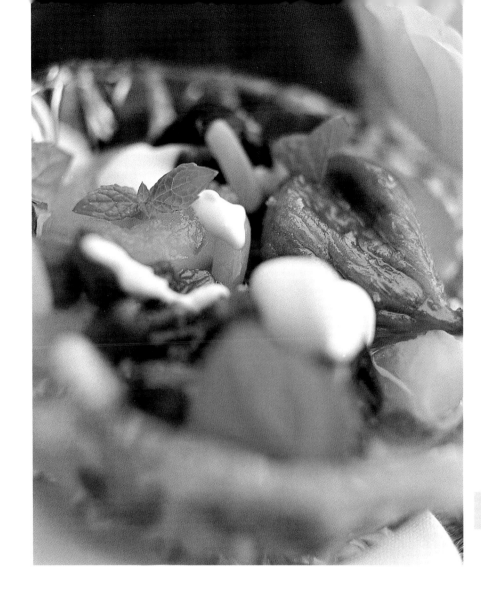

Compota de frutas
y frutos secos

Preparación
PARA 4 PERSONAS

1 Ponga las frutas secas y las pasas en un cuenco, enjuáguelas con agua caliente y, si es necesario, remójelas brevemente. Déjelas escurrir a continuación.

2 Ponga las frutas secas, las almendras, los piñones y los pistachos en una cacerola, añada el azúcar, ¼ de l de agua y mezcle bien. Póngalo al fuego hasta que rompa el hervor, tape y deje cocer a fuego lento unos 20 minutos.

3 Retire la cacerola del fuego y deje enfriar la compota. Distribúyala en cuatro cuencos, déjela enfriar brevemente y después refrigérela varias horas.

4 Para servirla, bata el yogur y repártalo sobre la compota en forma de copetes. Si lo desea, presente la compota decorada con pequeñas ramas de menta.

Ensalada de kiwis
e higos con mousse de plátano

Un toque exótico: este postre es un placer para los paladares,
con su fresca acidez y el dulzor de los frutos madurados al sol.

Ingredientes

4 **kiwis** maduros

4 **higos verdes** frescos

2 **albaricoques**

100 ml de **zumo de grosella roja**

1 cucharadita de **almendras**

peladas

4 **dátiles**

1 **plátano**

218 kcal, 2 g de grasa

Preparación
PARA 4 PERSONAS

1 Pele los kiwis, córtelos en rodajas lo más finas posible
y dispóngalos en forma de círculo sobre cuatro platos de
postre. Lave los higos, séquelos, córtelos a cuartos u octavos y
dispóngalos sobre los kiwis. Lave los albaricoques, deshuéselos
y córtelos en gajos.

2 Ponga el zumo de grosella roja en un cazo y déjelo reducir a fuego
vivo hasta que adquiera una consistencia almibarada. Pique
las almendras groseramente. Añada los gajos de albaricoque al
almíbar de grosella y deje que rompa el hervor. Repártalos
en los platos de postre y cubra la ensalada de frutas con las
almendras picadas.

3 Deshuese los dátiles y píquelos finamente. Pele el plátano
y aplástelo con un tenedor. Añada los dátiles picados a la mousse
de plátano.

4 Disponga la mousse de plátano en montoncitos sobre la ensalada
de frutas. Si lo desea, decore la ensalada con melisa (toronjil).

**Según la estación y la oferta disponible,
también puede preparar esta ensalada
de frutas con otras frutas exóticas como
mangos, papayas, carambolas o piña.**

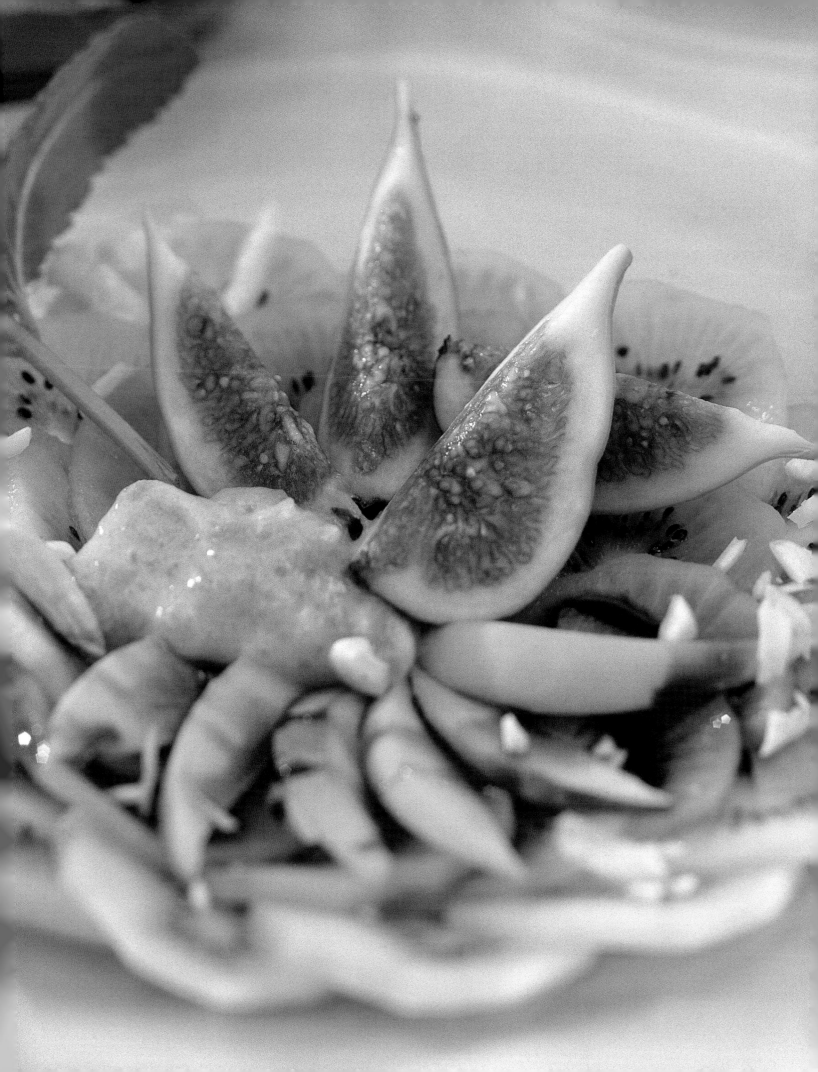

Sémola
con fresas

Preparación
PARA 4 PERSONAS

1 Ponga a hervir la leche, la vainilla, el azúcar y una pizca de sal. Añada la sémola y remueva hasta que rompa el hervor. Añada la ralladura de limón y déjelo reposar todo unos minutos.

2 Mezcle la yema de huevo con un poco de la papilla de sémola y añádala al resto. Bata las claras a punto de nieve y añádalas a la crema de sémola. Vierta la preparación en moldes para suflé enjuagados y enfríela.

3 Mientras tanto, lave las fresas y elimine los tallos. Parta las fresas y cuartee las grandes. Espolvoréelas con una cucharada de azúcar lustre y déjelas reposar al menos 15 minutos.

4 Separe los pastelillos del molde con un cuchillo afilado y vuélquelos sobre los platos. Decórelos con fresas y hojas de melisa y espolvoréelos con el azúcar lustre restante.

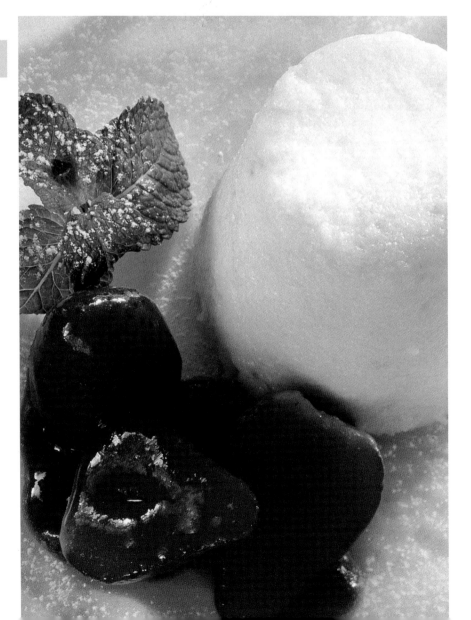

Ingredientes

½ l de **leche desnatada**

1 pizca de **vainilla**

80 g de **azúcar**

sal

70 g de **sémola de trigo** duro

la cáscara rallada de 1 **limón**

1 **yema de huevo**

2 **claras de huevo**

500 g de **fresas**

2 cucharadas de **azúcar lustre**

unas hojas de **melisa** (toronjil)

280 kcal, 5 g de grasa

Ingredientes

400 g de **frambuesas**

8 hojas de **gelatina blanca**

80 g de **azúcar**

1 cucharada de **azúcar vainillado**

4 cucharadas de **zumo de naranja**

1 cucharadita de **cáscara rallada de naranja**

600 g de **leche cuajada desnatada** o **yogur desnatado**

2 cl de **licor de frambuesas**

150 g de **crema de leche**

330 kcal, 15 g de grasa

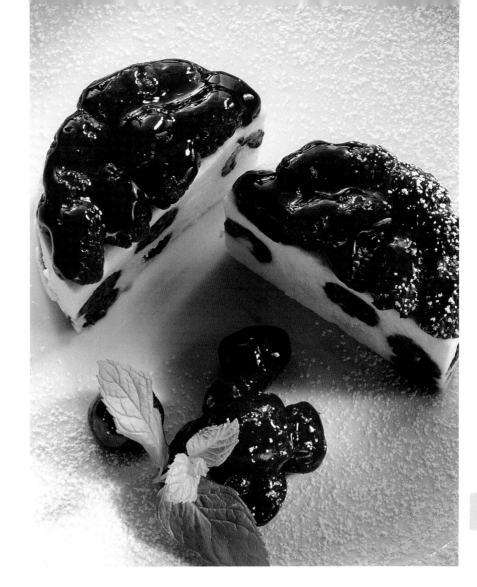

Gelatinas
de frambuesa

Preparación
PARA 4 PERSONAS

1 Prepare, lave y escurra las frambuesas. Remoje la gelatina en agua fría.

2 Hierva el azúcar, el azúcar vainillado y una cucharada de agua en un cazo durante 20 minutos hasta que la mezcla adquiera una consistencia almibarada.

3 Añada la mezcla anterior, el zumo y la cáscara de naranja rallada a la leche cuajada y el licor de frambuesa.

4 Exprima la gelatina y añádala a la leche cuajada. Bata la crema de leche con la batidora de varillas y añada la mitad de los frutos rojos. Rellene moldes pequeños con la mezcla y déjelos enfriar durante 3 horas.

5 Sumerja los moldes en agua hirviendo. Vuelque las gelatinas sobre platos y cúbralas con las frambuesas restantes. Si lo desea cúbralas con un glaseado para tartas de frutas, espolvoree con azúcar lustre y decore con hojas de menta.

Postre de uvas,
queso fresco y coco

Cada cucharada es una delicia: los jugosos y dulces gajos de naranja
y las uvas negras están envueltos en una cremosa salsa de coco.

Ingredientes

200 g de **uvas negras**

4 cucharadas de **crème de Cassis**

2 **peras Williams** pequeñas

1 cucharada de **zumo de limón**

1 trozo de **coco** fresco y pelado
(50 g)

200 g de **quark** (20 % m. g.)

2 sobres de **azúcar vainillado**

unas **hojas de menta**

Preparación
PARA 4 PERSONAS

1 Lave y corte las uvas por la mitad y elimine las pepitas visibles.
Mezcle las uvas con el licor de grosellas.

2 Lave y cuartee las peras, descorazónelas y córtelas en gajos.
Rocíelas con el zumo de limón y añádalas a las uvas. Ralle
dos terceras partes del coco.

3 Bata el quark en un cuenco con una batidora de varillas y mézclelo
con el azúcar vainillado y la ralladura de coco.

4 Reparta dos terceras partes de la mezcla de frutas en cuatro vasos
altos. Vierta la mezcla de quark y coco sobre la fruta y cúbrala con
las frutas restantes. Corte el coco restante con un pelador en tiras
finas. Decore los vasos con tiras de coco y hojas de menta.

225 kcal, 8 g de grasa

**Si hay niños y quiere evitar que
consuman alcohol, puede sustituir la
crème de Cassis (licor de grosellas) por
zumo de grosellas o zumo de uvas negras.**

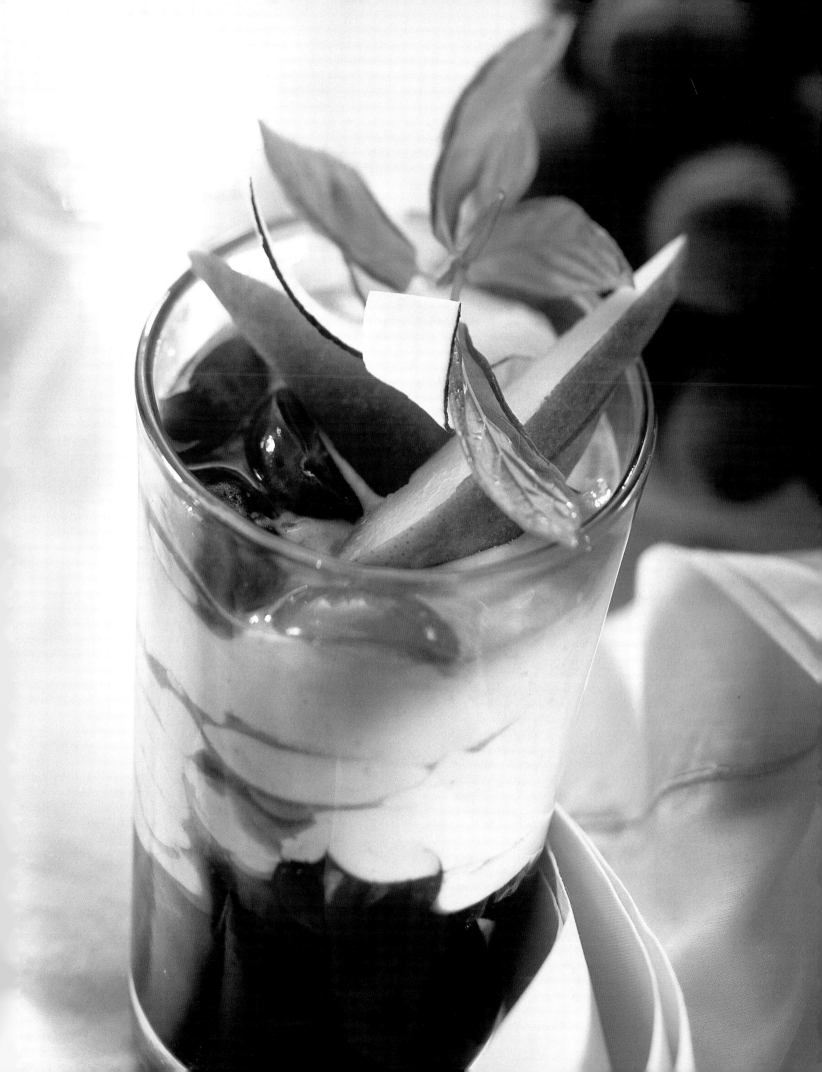

Helado de queso fresco
con licor y frutas

Temporada alta para los amantes del dulce: el quark y las frutas
se encargan de que este helado de licor al huevo se deshaga en la boca.

Ingredientes

1 vaina de **vainilla**

500 g de **quark** desnatado

2 cucharadas de **azúcar**

6 cl de **licor de huevo**

2 cl de **Amaretto** (licor de
almendras)

200 g de **cerezas**

200 g de **frambuesas**

4 **tulipas de pasta** (producto
preparado)

unas **hojas de menta**

253 kcal, 2 g de grasa

Preparación
PARA 4 PERSONAS

1 Abra la rama de vainilla por la mitad a lo largo y extraiga la pulpa
con un cuchillo.

2 Mezcle en un cuenco el quark, la pulpa de vainilla, el azúcar,
el licor de huevo y el Amaretto. Congele la crema al menos 1 hora,
removiéndola con un tenedor cada 20 minutos. Como alternativa
puede preparar el helado directamente en una heladora.

3 Elimine los tallos de las cerezas y lávelas con las frambuesas.
Déjelas escurrir.

4 Para servir, reparta la fruta entre las tulipas de pasta y reserve
algunas para la decoración. Forme bolas con una cuchara para
helados y repártalas sobre las tulipas. Decore con la fruta restante
y las hojas de menta.

**Si desea prescindir de las tulipas
de pasta, se ahorrará grasas y calorías:
en este caso, congele la crema en moldes
pequeños para suflé, vuélquela sobre
platos y decórela con las frutas.**

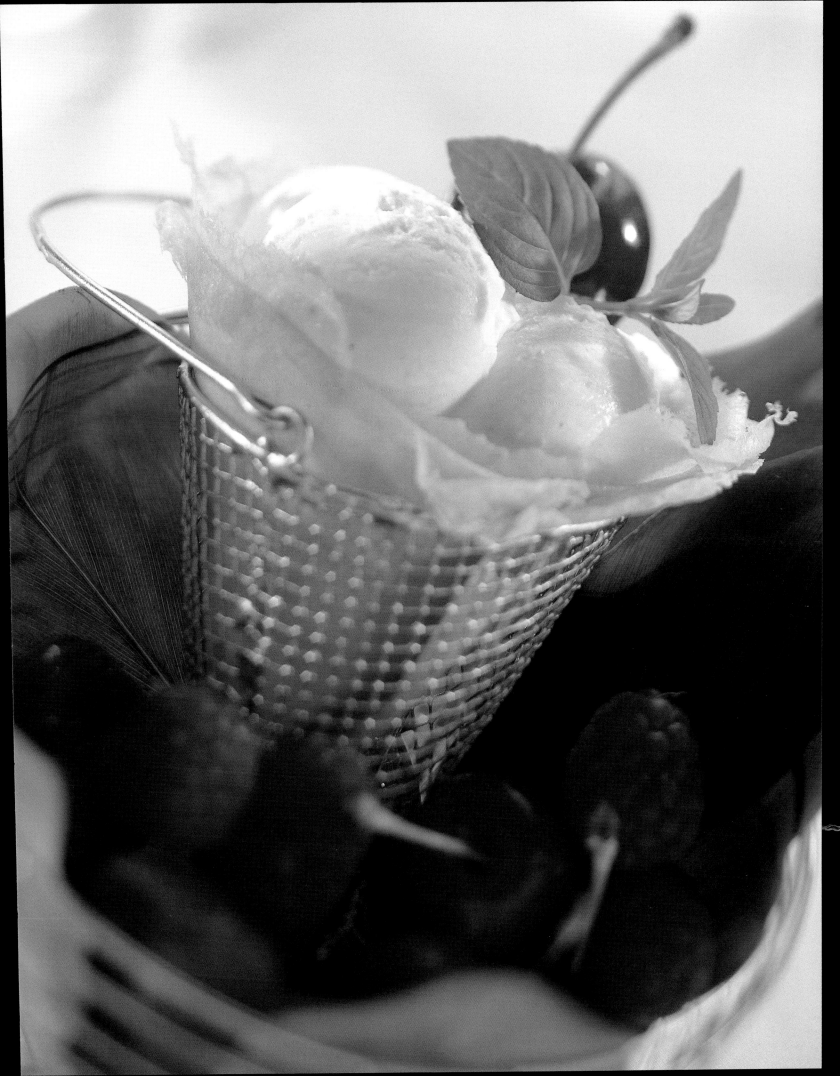

Muffins
con cerezas

Pequeños pero irresistibles: estos *muffins* ligeros alegrados
con cerezas no sólo son los postres favoritos de los más pequeños.

Ingredientes

150 g de **cerezas** (frescas o en
conserva)

1 **lima**

200 g de **harina de trigo**

1 cucharadita de **levadura** en
polvo

150 g de **mantequilla o margarina**
light

150 g de **azúcar**

1 sobre de **azúcar vainillado**

1 **huevo**

100 g de **suero de leche o yogur**

azúcar lustre

▶▶ **173 kcal, 6 g de grasa**

Preparación
PARA 12 PIEZAS

1 Precaliente el horno a 175 °C. Lave las cerezas y
deshuéselas. Escúrralas si son en conserva. Lave la lima
con agua caliente y séquela, ralle la corteza y exprima el zumo.

2 Mezcle la harina con la levadura en polvo. Bata la mantequilla
light con el azúcar, el azúcar vainillado y el huevo. Añada
la cáscara de lima, dos cucharadas de zumo de lima y el suero
de mantequilla o yogur. Añada la mezcla de harina y mezcle
rápidamente e incorpore las cerezas.

3 Reparta la masa en los huecos de un molde para *muffins*
antiadherente a ²/₃ partes de su capacidad. Dore los
muffins en el centro del horno de 20 a 25 minutos.

4 Pincele los *muffins* aún calientes con el zumo de lima restante,
desmóldelos y déjelos enfriar sobre una rejilla. Antes de servirlos,
espolvoréelos con azúcar lustre.

**Un molde antiadherente evita tener
que engrasar el molde. En moldes sin
recubrimiento antiadherente, el empleo
de cápsulas de papel también evita
el uso de grasa.**

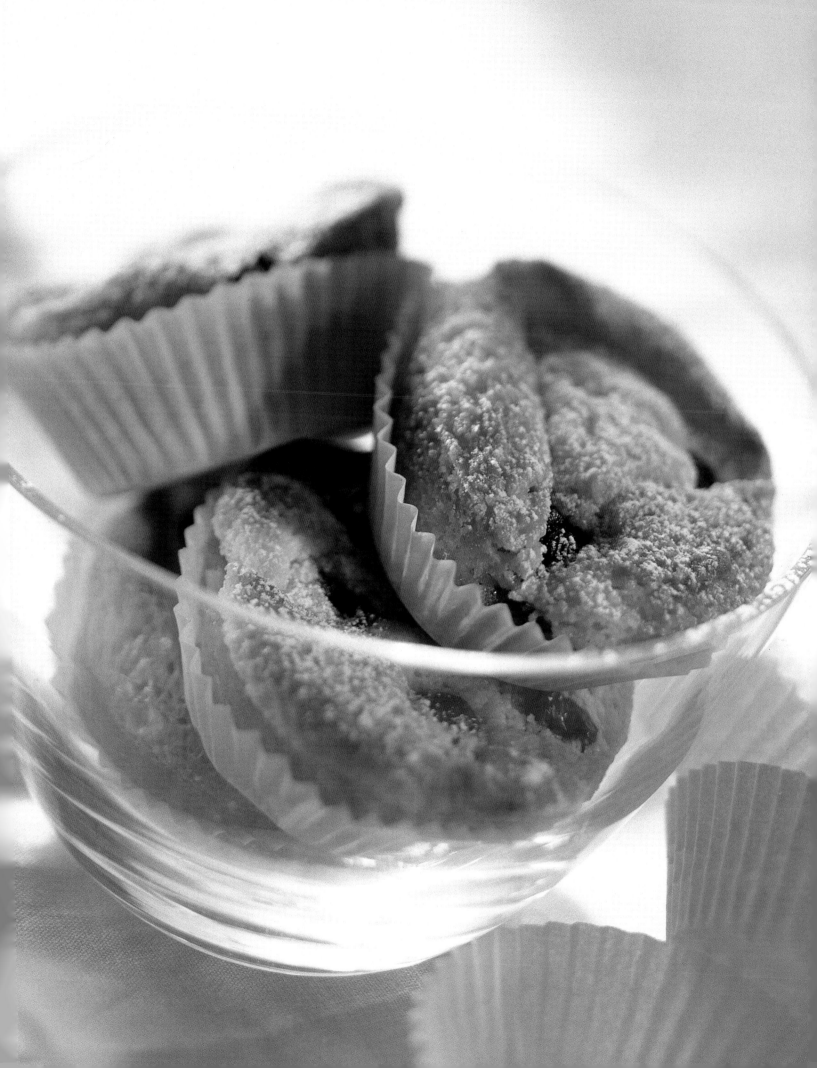

Índice de recetas

BLUME

Título original:
Low Fat

Traducción:
Maite Rodríguez Fischer

Revisión técnica de la edición en lengua española:
Ana María Pérez Martínez
Especialista en temas culinarios

Coordinación de la edición en lengua española:
Cristina Rodríguez Fischer

Primera edición en lengua española 2003
Reimpresión 2005

© 2003 Naturart, S.A. Editado por BLUME
Av. Mare de Déu de Lorda, 20
08034 Barcelona
Tel. 93 205 40 00   Fax 93 205 14 41
E-mail: info@blume.net
© 2001 Verlag Zabert Sandmann GmbH, Múnich

ISBN: 84-8076-504-6
Depósito legal: B. 2.108-2005
Impreso en Filabo, S.A., Sant Joan Despí (Barcelona)

Créditos fotográficos

Fotografías de las portadas: StockFood/S. y P. Eising (portada y contraportada)

Susie Eising: 29, 33, 54, 55, 57, 85; StockFood/Uwe Bender: 36; StockFood/Alexander van
Berge: 58-59, 73; StockFood/Harry Bischof: 7 (iiz), 13, 25, 42, 45, 53, 83; StockFood/Michael
Brauner; 74; StockFood/Gerrit Buntrock: 69; StockFood/Jean Cazals: 37, 50, 62;
StockFood/Brett Danton: 51; StockFood/Achim Deimling-Ostrinsky: 27; StockFood/Pete
A. Eising: 79; StockFood/Susie Eising: 6i, 8(ai, 2ª iic), 8(si), 14, 15, 19, 21, 23, 30-31, 39, 41, 47, 49,
61, 65, 67, 68, 71, 77, 80-81, 87, 91, 95; StockFood/Karl Newedel: 84; StockFood/Rosenfeld
Images LTD: 6d., 7sd; StockFood/Rosenfeld/Maximilian: 7(si); StockFood/Jan-Peter
Westermann: 43